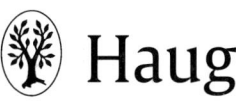

Stretching und Beweglichkeit

Das neue Expertenhandbuch

Von Karin Albrecht und
Stephan Meyer

Mit 367 Abbildungen
und 120 Übungen

Karl F. Haug Verlag · Stuttgart

Bibliografische Information der Deutschen Bibliothek

Die Deutsche Bibliothek verzeichnet diese Publikation in der Deutschen Nationalbibliografie; detaillierte bibliografische Daten sind im Internet über http://dnb.ddb.de abrufbar

Anschrift der Autoren:

Karin Albrecht
star - school for training and recreation
Höschgasse 4, 8044 Zürich, Schweiz
Tel. 0041-1-383 55 77
Fax 0041-1-383 55 78
E-Mail: karin.albrecht@star-education.ch

Stephan Meyer
Bundesamt für Sport (BASPO)
Sportwissenschaftliches Institut
Hauptstr. 243, 2532 Magglingen, Schweiz

Wichtiger Hinweis: Wie jede Wissenschaft ist die Medizin ständigen Entwicklungen unterworfen. Forschung und klinische Erfahrung erweitern unsere Erkenntnisse, insbesondere was Behandlung und medikamentöse Therapie anbelangt. Soweit in diesem Werk eine Dosierung oder eine Applikation erwähnt wird, darf der Leser zwar darauf vertrauen, dass Autoren, Herausgeber und Verlag große Sorgfalt darauf verwandt haben, dass diese Angabe **dem Wissensstand bei Fertigstellung des Werkes** entspricht.

Für Angaben über Dosierungsanweisungen und Applikationsformen kann vom Verlag jedoch keine Gewähr übernommen werden. **Jeder Benutzer ist angehalten**, durch sorgfältige Prüfung der Beipackzettel der verwendeten Präparate und gegebenenfalls nach Konsultation eines Spezialisten festzustellen, ob die dort gegebene Empfehlung für Dosierungen oder die Beachtung von Kontraindikationen gegenüber der Angabe in diesem Buch abweicht. Eine solche Prüfung ist besonders wichtig bei selten verwendeten Präparaten oder solchen, die neu auf den Markt gebracht worden sind. **Jede Dosierung oder Applikation erfolgt auf eigene Gefahr des Benutzers.** Autoren und Verlag appellieren an jeden Benutzer, ihm etwa auffallende Ungenauigkeiten dem Verlag mitzuteilen.

© 2005 Karl F. Haug Verlag in
MVS Medizinverlage Stuttgart GmbH & Co. KG
Oswald-Hesse-Str. 50, 70469 Stuttgart

Unsere Homepage: www.haug-verlag.de

Printed in Germany 2005

Redaktionelle Bearbeitung: Ute Haßfeld
Fotos: Daniel Käsermann
Zeichnungen: Lucas Amos
Umschlaggestaltung: Thieme Verlagsgruppe
Umschlagfoto: BASPO, Daniel Käsermann,
    Magglingen/Schweiz
Satz: Satzpunkt Ewert GmbH, Bayreuth,
    gesetzt in FrameMaker 7.0
Druck: Grafisches Centrum Cuno, Calbe

ISBN 3-8304-7221-8   1 2 3 4 5 6

Inhalt

Teil I Theoretischer Teil

Teil II Praktischer Teil

Teil III Die Übungen

Die Autoren

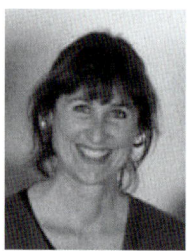

Karin Albrecht ist Ausbilderin, internationale Referentin und Autorin verschiedenster Publikationen, unter anderem von *Stretching – Das Expertenhandbuch* und *Körperhaltung – Haltungskorrektur und Stabilität in Training und Alltag.*

Karin leitet die von ihr mitgegründete Schule *star – school for training and recreation* – in der Schweiz. Dort ist sie mit ihren Hauptthemen Beweglichkeit, Körperhaltung, Sensomotorik und muskuläre Stabilisation auch als Ausbilderin tätig.

Durch ihre internationale Referenten- und Ausbildungstätigkeit und den intensiven interdisziplinären Austausch haben sich sowohl die theoretischen Begründungen wie auch die Anwendungsempfehlungen im Stretching weiter geklärt und verbessert. Ihr Hauptinteresse gilt der Ausbildung, der Vertiefung des Wissens und der Begleitung von Trainerinnen und Trainern in Theorie und Praxis. Die Spezial-Norm-Übungen in diesem Buch wurden mit ihr fotografiert.

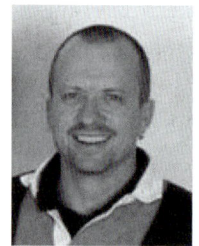

Stephan Meyer ist eidgenössisch diplomierter Physiotherapeut und arbeitet als Leiter der Abteilung Physiotherapie und Rehabilitation am Swiss Olympic Medical Center des Sportwissenschaftlichen Institutes am Bundesamt für Sport (BASPO) in Magglingen. Er war Mitglied des Swiss Olympic Medical Teams bei den Olympischen Sommerspielen in Atlanta 1996 und Sydney 2000, zudem ist er Physiotherapeut der Schweizer Fußballnationalmannschaft.

Neben der langjährigen Erfahrung in der Rehabilitation von Spitzenathleten/innen aus den Bereichen Fußball, Kunstturnen und Leichtathletik gehören die Durchführung leistungsdiagnostischer Tests im Bereich der Kraft sowie die Mitarbeit in der Behandlung sportwissenschaftlicher Fragestellungen zu seiner Arbeit. In den letzten Jahren gilt sein Interesse der Beweglichkeit und dem Beweglichkeitstraining, dem sensomotorischen Training, der Rumpfkraft und der Rumpfstabilität.

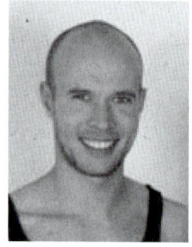

Cyrill Lüthi ist Gründungsmitglied der *star – school for training and recreation* – Schweiz, dort ist er als Ausbilder und Fachbereichsleiter für das Group-Training zuständig. International arbeitet er erfolgreich als Referent und Presenter in seinen Fachgebieten. Er entwickelte Aufbau- und Unterrichtssysteme, welche von der star patentiert wurden, veröffentlichte Aerobic-, AeroDance- und Step-DVD's.

In diesem Buch präsentiert er die Dehnübungen.

Daniel Käsermann arbeitet als Fotograf mit dem Schwerpunkt Bewegung und Sport am BASPO. Er hat bereits die Übungsfotos für *Stretching – Das Expertenhandbuch* und *Körperhaltung – Haltungskorrektur und Stabilität in Training und Alltag* gemacht.

Vorwort

Nach 10 Jahren *Stretching – Das Experten-handbuch* ist es Zeit für ein „neues", ein völlig überarbeitetes Lehrbuch und hier ist es: *Stretching und Beweglichkeit – Das neue Expertenhandbuch.*

Als wir uns 1995 an die Arbeit zum Experten-handbuch machten, war für die Praktiker vieles, was wir beschrieben, neu, einiges provokant, das meiste interessant. Das Buch wurde zum meistverkauften Fachbuch über Beweglichkeit und gilt heute als anerkanntes Lehrbuch. Jetzt ist es uns ein Anliegen, aus den Erfahrungen der letzten 10 Jahre und nach vielen interdisziplinären Gesprächen, das Buch auf dem heutigen Wissensstand in Bezug auf Beweglichkeit, Beweglichkeitstraining neu zu schreiben.

Die Resultate der wissenschaftlichen Forschung sind für unsere Ausführungen wichtig.

Die Sicht der Wissenschaft ist aber immer ein Fokussieren auf ein Detail. Als Trainerinnen und Trainer dürfen wir jedoch nicht das „Ganze", nämlich den Menschen, aus den Augen verlieren.

Auf die Frage, ob Dehnungen Sinn machen, gibt es für Sie persönlich eine einfache Antwort. Überlegen Sie sich einfach, was mit Ihrem Körper, mit Ihrer Körperhaltung, mit Ihrem Befinden passiert, wenn Sie Ihre Beweglichkeit und Geschmeidigkeit vernachlässigen. Das ist die Sicht, die wir als Trainerinnen und Trainer einnehmen müssen, wenn wir einen ganzheitlichen, gesundheitsorientierten Standpunkt vertreten.

Im ersten Teil gehen wir auf die am häufigsten gestellten Fragen und Unsicherheiten in Bezug auf Stretching und Beweglichkeit ein.

Im zweiten Teil werden die Stretching-Anwendungen auf Ziel und Umsetzung hin unterschieden, die methodischen Anleitungen, welche die Wirbelsäule schützen und eine Effizienzsteigerung der Dehnungsübungen bewirken, aufgezeigt.

Der dritte Teil enthält 120 empfohlene Übungen. Jeder Übungsteil beginnt mit den Hinweisen, welche Übungsausführung belastend ist, was es zu vermeiden gilt. Anschließend werden Fotos zu den empfohlenen Übungen gezeigt, diese sind auch beschrieben, weiterführende Übungen werden angefügt.

Für jeden Pflichtdehnbereich werden Übungen mit und ohne Hilfsmittel, Übungen im Stehen, Sitzen und Liegen gezeigt. Diese können zusätzlich an die unterschiedlichen Trainingssituationen wie drinnen, draußen, schönes, schlechtes Wetter, Gruppen- oder Krafttraining usw. angepasst werden.

Das Buch richtet sich in erster Linie an den Gesundheits- und Fitnessbereich. Sportartspezifisch gibt es weitere, für die Sportart sinnvolle, außerhalb dieser Sportart jedoch nicht empfohlene Übungen. Diese haben wir bewusst weggelassen.

Nach unserer Erfahrung macht es im Training Sinn, bei funktionierenden Übungen und Übungsabläufen zu bleiben und nicht unnötige Varianten und Choreographien zu suchen. Wir empfehlen die Erhaltung der Beweglichkeit und, wenn nötig, die Verbesserung der Beweglichkeit der Teilnehmerinnen und Teilnehmer ernst zu nehmen und einfach und angenehm die adäquaten Dehnreize in das Training einzubeziehen.

Dieses Buch soll Trainerinnen und Trainern sowie Sportlerinnen und Sportlern als Grundlage dienen. Wir wünschen uns, dass es Sie erneut zu einem freien, sinnvollen und präziseren Umgang mit dem Thema Beweglichkeit inspiriert.

Der Begriff „Stretching" wird von den Autoren nicht mit „passiv-statischem Dehnen" gleichgesetzt, sondern wird als englisches Wort für „Dehnen" genutzt.

Theoretischer Teil

1 Beweglichkeit: Was ist das?

1.1 Begrifflichkeiten, Bezeichnungen

Im Fachbereich „Dehnen" herrscht in den Bezeichnungen keine Einheitlichkeit, weder in der Forschung noch bei den Anwendern. Das führt zu vielen Missverständnissen. Allein in der Forschung werden für das Gleiche Synonyme wie „Gelenkbeweglichkeit", „Gelenkigkeit", „Dehnfähigkeit", „Flexibilität", „Beweglichkeit" verwendet. Das hat uns dazu bewogen, unsere Bezeichnungen zu definieren und die unterschiedlichen Begriffsverständnisse aufzuzeigen.

Beweglichkeit ist eine der motorischen Hauptbeanspruchungsformen, welche die Grundeigenschaften der körperlichen Leistungsfähigkeit des Menschen bilden. Auch für die Grundeigenschaften der körperlichen Leistungsfähigkeit gibt es unterschiedliche Modelle. Wir geben der Steuerung bzw. der Koordination bewusst einen übergeordneten Platz, da unserer Meinung nach die Steuerung in erster Linie beweglichkeitsbestimmend ist (Abb. 1.1).

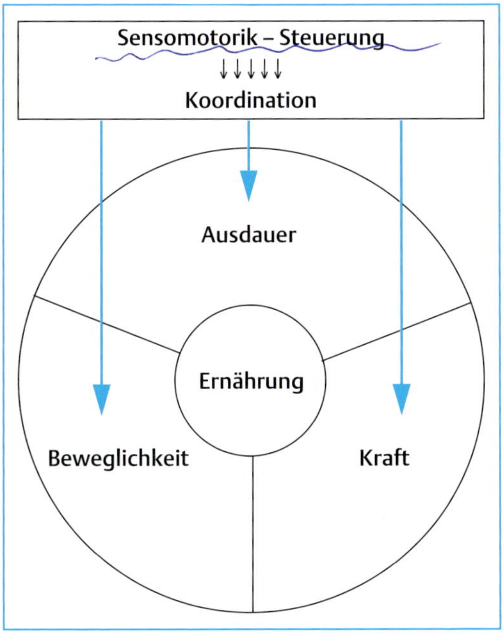

Die Beweglichkeit wird meistens anhand des maximal möglichen Bewegungsausmaßes eines Gelenksystems beurteilt. Aus anatomisch-physiologischer Sicht sind zwei Komponenten dafür verantwortlich, die Gelenkigkeit und die Dehnfähigkeit (Abb. 1.2).

Die Gelenkigkeit ergibt sich aus der Form der am Gelenkaufbau beteiligten Knochen. Sie kann im Gegensatz zur Dehnfähigkeit nur minimal beeinflusst werden. Trainingsbedingte Formänderungen der Gelenke sind v. a. im Kindes- und Jugendalter möglich, sollten aber nicht als normale biologische Anpassung gewertet werden, sondern als negative Begleiterscheinung der unphysiologischen Beanspruchung in der entsprechenden Sportart.

Die Dehnfähigkeit bezieht sich in der Hauptsache auf die gelenkumgebenden bindegewebigen Strukturen wie Sehnen, Bänder, Gelenkkapseln und auf die Muskulatur mit ihren bindegewebigen Anteilen. Dabei darf nicht außer Acht gelassen werden, dass die Steuerung immer als erste Instanz die Beweglichkeit bestimmt, ganz gleich wie „elastisch" die bindegewebigen Strukturen sind. Jeder Mensch hat, über die individuelle Steuerung, sein eigenes erworbenes Beweglichkeitsmuster (neurales Muster).

Abb. 1.1 Kreismodell von Karin Albrecht: Grundeigenschaften der körperlichen Leistungsfähigkeit.

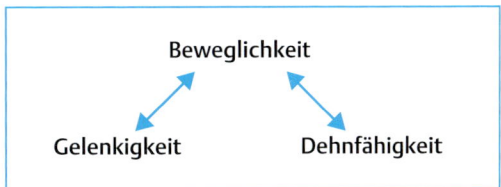

Abb. 1.2 Beweglichkeitsmodell.

Die Beweglichkeit wird von vielen äußeren Faktoren wie z. B. Tageszeit und Temperatur beeinflusst und ebenso vielen inneren Faktoren wie Alter, Geschlecht, Trainingszustand, Psyche, Schmerz usw. Wollen wir Beweglichkeitsmessungen vergleichen, müssen alle Einflüsse in die Beurteilung mit einbezogen werden.

Im Sport wird sie meistens durch das Bestimmen des maximalen Bewegungsumfanges in einem Gelenk beurteilt. Differenzierter wird im medizinisch-physiotherapeutischen Bereich vorgegangen, wobei mittels spezieller Techniken zuerst das so genannte Gelenkspiel geprüft wird und auch das „Endgefühl" am Bewegungsende mit einbezogen wird.

Die Beweglichkeit ist somit die Summe des individuellen Beweglichkeitsmusters, der Dehnfähigkeit, der Form der Gelenke und der momentanen zusätzlichen Einflüsse wie Temperatur, pH-Wert des Körpers, Emotion, Psyche usw.

1.2 Beweglichkeit: Was ist normal?

Das Heranziehen von „Normwerten" in Bezug auf die Beweglichkeit ist problematisch und beantwortet die Frage nach einem eingeschränkten oder übermäßigen Bewegungsausmaß nicht genau. Den Faktoren, die die Beweglichkeit, wie oben beschrieben, beeinflussen, wird in den meisten Fällen zuwenig Rechnung getragen. Es ist bekannt, dass Frauen beweglicher sind als Männer, auch dass sich beim älteren Menschen zunehmend Bindegewebe in die Muskulatur einlagert und es dadurch zu einer Verminderung der Beweglichkeit kommen kann. Den größten Einfluss auf die Beweglichkeit jedoch haben die individuellen Bewegungs- und Haltungsgewohnheiten des Menschen im täglichen Leben oder im Sport. Im Weiteren können auch Erkrankungen, Verletzungen, aber auch verschiedene psychische und

emotionale Zustände die Beweglichkeit beeinflussen.

Sollen nun Vergleiche in Form von Beweglichkeitstests angestellt werden, müssen die Testpersonen in verschiedene Kategorien unterteilt werden. Dies sind:

	Mann	Frau
Maximal-Norm (Spitzensport)		
Außergewöhnliche Norm (Leistung)		
Optimale Norm (Subjektive)		
Gesundheits-Norm (?)		
Durchschnitts-Norm (Statistik)		
Minimal-Norm (Alltagsanforderung)		

Im Bereich des Sports kommen zusätzlich sportartspezifische Anforderungen der Beweglichkeit hinzu. Somit wird klar, dass die Beurteilung der Beweglichkeit von vielen Faktoren abhängig ist, die bei jedem Beweglichkeitstest mit einbezogen werden sollten.

1.3 Beweglichkeit im Sport

Bei Sportlerinnen und Sportlern ergibt sich ein zusätzliches Beurteilungskriterium durch die jeweilige Sportart, die ausgeübt wird. Die unterschiedliche Beanspruchung der Muskulatur mit ihren sportartspezifischen Bewegungsmustern lässt nur einen Vergleich von Athleten aus derselben Disziplin zu. In der praktischen Arbeit mit Sportlern zeigt sich oft die Tatsache, dass nach den üblichen Kriterien der Beweglichkeitsmessung (z. B. Test nach Janda) viele der Athleten Muskelverkürzungen aufweisen. Zum Beispiel zeigt sich beim Eishockeyspieler häufig eine Beugehaltung im Bereich der Hüftmuskulatur. Bedingt durch die dauernde sportspezifische

Körperhaltung in Beugung passt sich der Muskel, mangels Gegenbewegung in die Streckung, mit einer „Verkürzung" an. Diese scheinbaren Abweichungen von der Norm können auch als funktionelle Anpassung der Muskulatur, im positiven Sinne, zur Verbesserung der Stabilität und der Leistungsfähigkeit gewertet werden.

In Sportarten wie z. B. Kunstturnen, die ein hohes Maß an Beweglichkeit erfordern, treten solche „Einschränkungen" nicht auf. Im Gegensatz zum Eishockeyspieler, der in seiner Sportart praktisch nie das volle Beweglichkeitsausmaß seiner Gelenke ausschöpfen muss, ist im Kunstturnen eine eingeschränkte Beweglichkeit in höchstem Maße leistungslimitierend. An diesem Beispiel ist ersichtlich, dass im Sport mit der Beweglichkeit sehr differenziert umgegangen werden muss und die Anwendung von allgemeingültigen Kriterien nicht zulässig ist.

Je nach Sportart und individueller Beweglichkeit kann es sein, dass die Beweglichkeit gepflegt und erhalten werden muss oder verbessert werden sollte.

1.4 Beweglichkeit im Alltag

Im Alltag wird der maximale Bewegungsradius selten ausgeschöpft. Das häufige Sitzen und die kleinen monotonen Bewegungen des „Büromenschen" führen auf Dauer zu Beweglichkeitseinschränkungen, da sich alle Systeme des Körpers diesen Beuge- und Bewegungsanforderungen anpassen.

Wir sind der Ansicht, dass sich die Körperhaltung allein durch Dehnreize nicht verändert, genauso wenig wie durch Krafttraining. Als Ausgleich zu den „verarmten" Bewegungsanforderungen des Büroalltags sind Dehnreize jedoch unverzichtbar, sie wirken den negativen Bewegungsmustern entgegen, aktivieren den Stoffwechsel in allen Strukturen und dienen als Grundlage für die körperliche Leistungsfähigkeit.

> Das Erhalten der funktionellen Beweglichkeit betrachten wir als wichtigste Begründung des Dehnens, einerseits als Gelenkspflege, andererseits für das subjektive Wohlbefinden.

Aussagen von Teilnehmern, die an Untersuchungen von Wirkung und Anpassung von Trainingsreizen teilgenommen haben, zeigen deutlich, dass die Verbesserung der Beweglichkeit einen großen positiven Einfluss auf das subjektive Befinden hat. „Steif und starr" sein wird mit „alt und gebrechlich" assoziiert, Geschmeidigkeit wird als „jung und agil" wahrgenommen.

2 Anatomische/physiologische Grundlagen

Der menschliche Bewegungsapparat teilt sich in einen aktiven und einen passiven Bereich.

Den aktiven Teil bildet die Skelettmuskulatur, die durch ihre Fähigkeit, sich zu verkürzen, in der Lage ist, durch Gelenke verbundene Knochen zu bewegen.

Der passive Anteil setzt sich aus Knochen, Knorpeln, Bändern und Sehnen zusammen.

2.1 Die Skelettmuskulatur

Im menschlichen Organismus unterscheidet man drei Arten von Muskulatur:
1. Die so genannte glatte Muskulatur, die an der Funktion vieler innerer Organe (Magen, Darm, Blase usw.) beteiligt ist und an den Blutgefäßen wesentlich zur Kreislaufregulation beiträgt. Sie kann willentlich nicht in Aktion gesetzt werden, und ihre Kontraktion erfolgt langsam.
2. Die Herzmuskulatur ist ebenfalls nicht bewusst steuerbar. Sie zeichnet sich im Gegensatz zur glatten Muskulatur aber durch eine deutlich schnellere Zuckungsgeschwindigkeit aus.
3. Die Skelettmuskulatur, die für die Haltung und Bewegung verantwortlich ist, kann willentlich gesteuert werden und führt die schnellsten Zuckungen aus.

Im Folgenden soll nur noch auf die Struktur und Funktion der Skelettmuskulatur eingegangen werden.

Aufbau und Organisation des Muskels

Makroskopisch ist jeder Muskel aus einzelnen Muskelfasern (-zellen) aufgebaut. Etwa 15 bis 20 solcher Fasern sind zu Muskelfaserbündeln zusammengefasst. Diese so genannten Faszikel sind von einer bindegewebigen Membran umgeben und bilden den Gesamtmuskel, der schließlich von einer sehr straffen bindegewebigen Hülle, der Faszie, umhüllt ist. An den beiden Enden sind Sehnenfaserbündel fest mit den Membranen der Muskelfasern verwachsen und bilden so den Übergang vom Muskel zur Sehne.

Die bindegewebigen Anteile der Muskulatur haben nicht nur eine Schutzfunktion, sondern sie spielen durch ihre elastischen Eigenschaften eine wichtige Rolle in der Funktion des Muskels.

Mikroskopisch bilden die Sarkomere die kleinsten kontraktilen Einheiten des Muskels. Sie bestehen aus dicken und dünnen Eiweißfäden, dem Myosin und dem Aktin. Diese Myosinfilamente sind parallel zueinander angeordnet. Ein Sarkomer ist etwa 2 μm lang und wird an beiden Enden von zugfesten Z-Scheiben begrenzt, an denen die Aktinfilamente fest verankert sind, von wo sie gegen die Sarkomermitte einstrahlen. Durch ihre räumliche Anordnung berühren sie sich gegenseitig nicht. In der Mitte liegen abwechslungsweise die Myosinfilamente, deren Enden sich an beiden Seiten mit den Aktinfilamenten überlappen.

Diese sich überschneidenden Areale werden als A-Bande bezeichnet, da sie doppelbrechende (anisotrope) Eigenschaften im polarisierten Licht aufweisen. Um die Z-Streifen befinden sich nur Aktinmoleküle (I-Bande), die das Licht schwächer brechen (isotrop). Aus dieser regelmäßigen Anordnung der A- und I-Bande ist im Lichtmikroskop die charakteristische Querstreifung der Skelettmuskulatur sichtbar.

In den letzten Jahren wurde deutlich, dass noch andere Proteine für den Strukturaufbau des Sarkomers verantwortlich sind. Sie werden unter dem Begriff „endosarkomeres Zytoskelett" zusammengefasst. Dabei wird dem Titin, als bisher größtem der beschriebenen Polypeptide, eine besondere Bedeutung zugeschrieben (Abb. 2.1). Es ist verant-

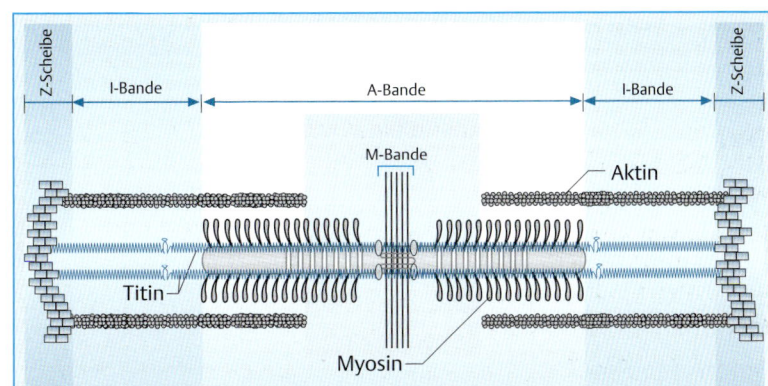

Abb. 2.1 Proteine des sarkomeren Zytoskeletts (nach: Fürst DO: Molekulare Physiologie des Muskels. In: Spuler S, v. Moers A (Hrsg.): Muskelkrankheiten. Stuttgart: Schattauer; 2003: 9).

wortlich für die Länge der dicken Filamente, organisiert sie zu geordneten A-Banden und stellt eine elastische Verbindung mit den Z-Scheiben her. Im Weiteren bestimmt das Titin höchstwahrscheinlich den physiologischen Arbeitsbereich der Muskelfaser und ist für die elastischen Ruhekräfte verantwortlich.[95]

Diese neueren Ergebnisse der Muskelzellforschung haben auch das Verständnis der Wirkungsweise von Dehnungen auf die Muskulatur stark beeinflusst.

Muskelfaserarten

Die Muskelfasern lassen sich in zwei Arten einteilen, in Typ-1- und Typ-2-Fasern.

Die langsam kontrahierenden Typ-1- Fasern zeichnen sich durch einen hohen Anteil an rotem, sauerstoffspeicherndem Muskelfarbstoff (Myoglobin) aus. Sie enthalten zudem viele Mitochondrien, die u.a. verantwortlich sind für die Kohlenhydrat- und Fettverbrennung. Ihre Energiebereitstellung läuft auf aerobem Weg, dadurch sind sie ausdauernder als die Typ-2-Fasern. Die Innervation der Typ-1-Fasern erfolgt über kleine Alpha-Motoneuronen aus dem Rückenmark. Von dort wird dann über langsam leitende Nervenfasern eine kontinuierliche Impulsfrequenz aufrechterhalten. Dadurch ist eine dauernde Aktivität der Stützmotorik gewährleistet.

Die weißen, schnell kontrahierenden Typ-2-Fasern sind weniger gut mit Sauerstoff versorgt. Sie verfügen über größere Glykogendepots und sind eher für die anaerobe Energiegewinnung geeignet. Ihrer hohen Kraftentwicklung steht die rasche Ermüdung gegenüber. Die Innervation erfolgt über große Alpha-Motoneurone mit schnell leitenden Fasern und einem unregelmäßigen Impulsmuster, das für zielmotorische Aktivitäten charakteristisch ist.

Beim Muskelfasertyp 2 unterscheidet man nochmals den Typ 2a vom Typ 2b. Der Typ 2a weist sowohl ein hohes oxidatives wie auch glykolytisches Potential auf, während der Typ 2b der „typischen" schnellen Faser mit hohen glykolytischen und wenigen aeroben Eigenschaften entspricht. Beide Faserarten kommen nebeneinander in unterschiedlicher Häufigkeit im einzelnen Muskel vor. Ihre Verteilung ist teilweise genetisch vorgegeben, zu einem anderen Teil abhängig von der Art der Muskulaturbelastung.

Mechanische Eigenschaften der Muskulatur

Die mechanischen Eigenschaften des Muskels sind abhängig von den Materialeigen-

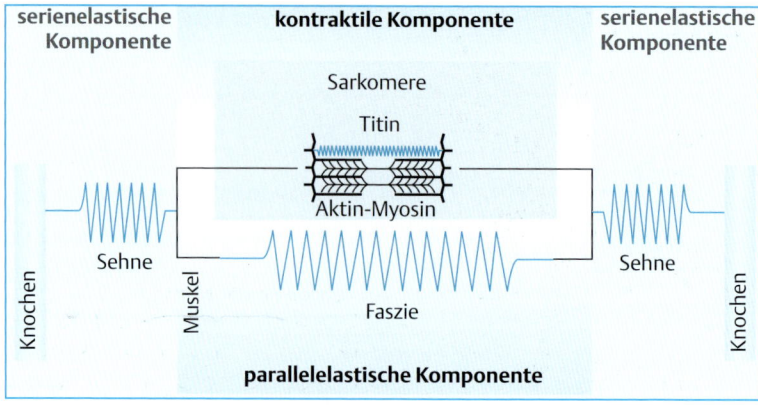

Abb. 2.2 Muskelmodell.

schaften seiner Hauptbestandteile, den Muskelzellen und dem Bindegewebe. Die Muskelzellen besitzen plastische Eigenschaften, das heißt, sie setzen einer Dehnung keinen großen Widerstand entgegen, sie lassen sich verformen und passen sich neuen Anforderungen schnell an (Sarkomerlänge). Nach der Dehnung kehren sie auch nicht von allein in ihre Ausgangslage zurück. Der bindegewebige Anteil dagegen besitzt elastische Eigenschaften. Er lässt sich zwar auch dehnen und verformen, nimmt aber am Ende einer äußeren Krafteinwirkung seine Ausgangslänge sofort wieder ein (Titin). Die elastischen Elemente des Muskels sind zu den plastischen sowohl parallel wie auch in Serie geschaltet, was ein wichtiger Faktor seines mechanischen Verhaltens ist.

Eine passive Dehnung oder eine aktive Kontraktion des Muskels wirkt auf folgende Strukturen:
- auf die parallel geschalteten bindegewebigen Anteile (PEC) (Titin Faserhülle, Faserbündelhülle),
- auf die in Serie geschalteten bindegewebigen Anteile (SEC) (Sehnenfibrillen),
- auf die kontraktilen Elemente der Muskelzelle (Abb. 2.2).

Die in den vorausgegangenen Kapiteln besprochenen anatomischen und physiologischen Verhältnisse dienen nun als Grundlage zum weiteren Verstehen der Wirkungsweise von Dehnübungen zur Verbesserung der Beweglichkeit.

Muskelkontraktion

Die Verkürzung des ganzen Muskels ist die Folge des Ineinandergleitens der Aktin- und Myosinfäden in die unzähligen, hintereinandergeschalteten Sarkomere. Dabei binden sich die Myosinköpfe an die Aktinfilamente und ziehen diese durch eine Kippbewegung gegen die Sarkomermitte. In der neuen Lage lösen sich die Köpfe wieder und heften sich weiter vorne erneut an. Durch diese „Ruderbewegung", die mehr als 50-mal pro Sekunde erfolgen kann, verkürzen sich die Sarkomere bis zu 40 % ihrer Ausgangslänge. Um diesen Mechanismus in Gang zu setzen, ist ein elektrischer Impuls aus dem Zentralnervensystem notwendig.

Steuerung der Muskelkontraktion

Das Zentralnervensystem ist die übergeordnete Instanz, die eine muskuläre Kontraktion mittels eines nervalen Impulses auslösen kann. Von den Nervenzellen des Gehirns laufen die elektrischen Impulse über Nervenfasern zu den motorischen Vorderhornzellen (Alpha-Motoneurone) des Rückenmarks, die dann über periphere Nerven die dazugehörigen Muskelfasern innervieren. Die Vorderhornzelle und alle von ihr versorgten Mus-

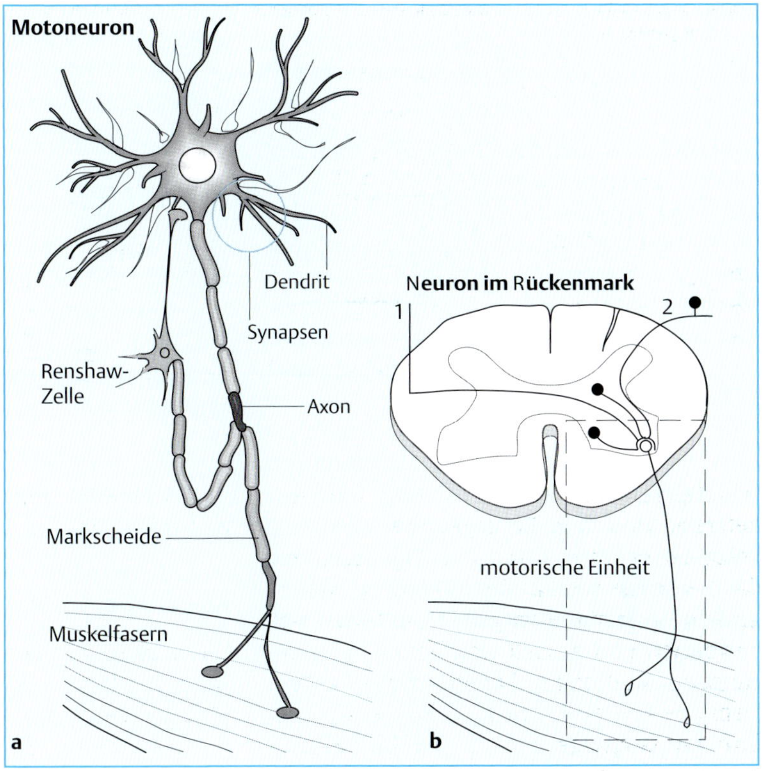

Abb. 2.3 Motorische Einheit.
a Am Motoneuron sind viele Synapsen von den zuführenden Informationsquellen zu erkennen (vgl. b), womit die immense Integrationsleistung der Motoneurone ausgedrückt wird.
b Rückenmarkquerschnitt mit einem Motoneuron im Vorderhorn und seinem Axon zu den innervierten Muskelfasern (blau: motorische Einheit). Das Motoneuron erhält viele Informationszuflüsse von zentral (1) und peripher (2).

kelfasern bilden eine motorische Einheit. Jeder Muskel besteht aus vielen solchen motorischen Einheiten (Abb. 2.3).

Je präziser die Arbeit des Muskels sein muss, desto kleiner sind diese Einheiten. Sie arbeiten nie alle gleichzeitig, sondern werden je nach Bedarf phasenverschoben aktiviert, wodurch es zu einer gleichmäßigen Kontraktion des Muskels kommt.

Der periphere Nerv verzweigt sich beim Muskel in eine Vielzahl von kleinen Nervenfasern, die mit den dazugehörenden motorischen Endplatten die Verbindung zwischen Nerv und Muskel darstellen. Diese Verbindungsstellen werden auch Synapsen genannt. Die Erregungsübertragung erfolgt nicht mehr elektrisch, sondern chemisch. Der Überträgerstoff, Acetylcholin, bewirkt durch die Summe chemischer Veränderungen für kurze Zeit an der Muskelzellmembran eine Verschiebung der elektrischen Spannungsdifferenz. Wird dabei ein bestimmter Schwellenwert überschritten, entsteht ein Muskelaktionspotenzial, das die mechanische Spannungsentwicklung der Muskelzelle auslöst.

Muskelspannung („Muskulärer Tonus")

„Tonus" wird als Begriff in der Physiotherapie wie im Sport gerne verwendet, ist als wissenschaftlicher Begriff jedoch nicht haltbar, weil er nicht gemessen werden kann. Der muskuläre Tonus setzt sich aus zwei Komponenten zusammen, der viscoelastischen Spannung des Gewebes (nicht messbar) und der kontraktilen (elektrischen) Aktivität[96] (messbar). Verschiedene Untersuchungen mittels Nadelelektromyographie (EMG) haben gezeigt, dass ein gesunder Muskel in Ruhelage keine elektrische Aktivität aufweist (sein Tonus aus der Ruhespannung des Gewebes resultiert). Bei Muskelarbeit gegen die Schwerkraft oder bei will-kürlicher Kontraktion steigt die Aktivität des Muskels stark an und ist je nach Bedarf höher oder tiefer.

Grundsätzlich sind die Muskulatur und ihre Spannung von neuralen Prozessen abhängig, das heißt, sie reagiert auf Einflüsse, die über ihr sensibles System aufgenommen und wei-terverarbeitet werden. Auf eine Gelenkspro-blematik beispielsweise wird die umgebende Muskulatur mit einer höheren Spannung reagieren, um das Gelenk zu schützen. Wahrscheinlich spielt dabei der Schmerz eine entscheidende Rolle. Das vegetative Nervensystem hat einen ebenso großen An-teil an der Spannungsregulierung. Im Sport äußern sich Stress, Nervosität oder Angst in Form einer gesteigerten Aktivität des Mus-kels. Solche Aktivitätserhöhungen dürfen nicht mit Verkürzungen der Muskulatur ver-wechselt werden.

Mittels elektromyographischer Untersuchun-gen konnten Freiwald und Wiemann[89–92] feststellen, dass die Muskulatur während der Dehnung nur gering aktiv ist (je nach Deh-nungsposition), sie beträgt nach Freiwald nur zwischen 2 und 5 % der maximal möglichen Aktivierung. Diese Dehnspannung resultiert aus den beiden oben besprochenen Kompo-nenten, den viscoelastischen Eigenschaften von Muskel und Bindegewebe sowie dessen elektrischer Aktivität. Zu beachten ist, dass die Dehnspannung individuell verschieden und von den in Kapitel 1 beschriebenen Fak-toren abhängig ist.

Die Wirkung von neuromuskulären Dehn-techniken wird oftmals mit neurophysiologi-schen Grundsätzen zu erklären versucht, was nach den Untersuchungen von Freiwald nicht haltbar ist. Als Beispiel führt er die Anspannungs-Entspannungs-Methode (AED-Dehntechnik) an, wobei der Muskel nach vorheriger isometrischer Anspannung ge-dehnt wird und dadurch eine niedrigere Aktivität aufweisen soll. Der Anspannung folgt tatsächlich eine kurzzeitige Hemmung der Muskulatur, die jedoch nur einige Milli-

sekunden anhält. Daraufhin erhöht sich allerdings die Erregbarkeit und somit die elektrische Aktivität des Muskels, was die Dehnspannung erhöht.[89]

Der muskuläre Tonus ist ein Zustand, der durch viele verschiedene und sehr komplexe Vorgänge gesteuert und bestimmt wird, er ist höchstwahrscheinlich durch Dehnungen nicht zu beeinflussen.[89, 94]

Um Verwirrungen vorzubeugen, sprechen wir lieber von Muskelspannung und Deh-nungsspannung und vermeiden den Begriff Muskeltonus.

Bindegewebe des Muskels

Der bindegewebige Anteil eines Muskels beträgt zwischen 10 und 15 %. Jede einzelne Muskelzelle ist in eine elastische Hülle aus Bindegewebe (Endomysium) eingepackt. Bis zu 50 Muskelfasern sind über eine stärkere elastische Bindegewebshaut zu so genannten Muskelfaserbündeln (Perimysium) zusam-mengefasst. Der ganze Muskel besteht aus einer Vielzahl dieser Bündel, die wiederum mit einer straffen, sehr zugfesten Bindege-webshaut (Epimysium) zusammengehalten werden. Das Epimysium wird schlussendlich von der Muskelfaszie umgeben, die verschie-dene Muskeln oder Muskelgruppen vonein-ander trennt.

Das Bindegewebe kann sich selbst nicht zusammenziehen (nicht kontraktil), über-trägt aber elastisch die Muskelkraft nach außen, bestimmt die Zerreißfestigkeit und den Innendruck des Muskels. Die elastischen Eigenschaften des Bindegewebes spielen eine wichtige Rolle in der Gesamtfunktion des Muskels.

Verkürzungen

Der im Zusammenhang mit Dehnen oft ge-brauchte Begriff der „muskulären Verkür-zung" oder „Verkürzung" ist nicht korrekt und in der Aussage nicht unproblematisch, denn:

- Es gibt keine anerkannten einheitlichen Normwerte.
- Es gibt keine einheitliche Beweglich-keitsanforderung.
- Es gibt unterschiedliche Messmethoden, die zu unterschiedlichen Resultaten füh-ren.
- Das Messen der Beweglichkeit ist schwierig.

Wenn die Muskulatur tatsächlich eine ge-wisse geforderte Länge nicht zulässt, „zu kurz ist", was oder wer ist dann der brem-sende oder verhindernde Faktor?

Strukturelle Verkürzung

Echte strukturelle Muskelverkürzungen im Sinne einer Sarkomerverminderung treten erst nach wochenlanger Immobilisation in einer verkürzten Position auf. Dies bedeutet, dass strukturelle „muskuläre Verkürzungen" nur unter ganz speziellen Bedingungen zustande kommen.[2–4, 21, 82, 83, 89, 90] Sie sind

nach Beendigung der Ruhigstellung auch ohne besondere Dehnmaßnahmen rasch umkehrbar. Auch die Anpassung der Sarko-mere an größere Beweglichkeitsanforderun-gen erfolgt einfach und schnell. Unabhängig davon, wie lange ein Muskel ist (Sarkome-ranzahl), bestimmen nicht die Sarkomere das Bewegungsende bzw. den maximalen Gelenkswinkel.

Die uns aus Sport und Physiotherapie bekannten Beweglichkeitseinschränkungen können wir somit als „funktionelle Verkür-zungen" bezeichnen, die ganz anderen Ge-setzmäßigkeiten unterstehen.

Funktionelle Verkürzung

Die Grenze der Beweglichkeit wird uns durch ein Spannungsgefühl in der Muskula-tur angezeigt. Wir befinden uns an der physi-ologischen Beweglichkeitsgrenze (Abb. 2.4). In diesem Moment reagieren die Mechanore-zeptoren (und Schmerzrezeptoren) in Sehne

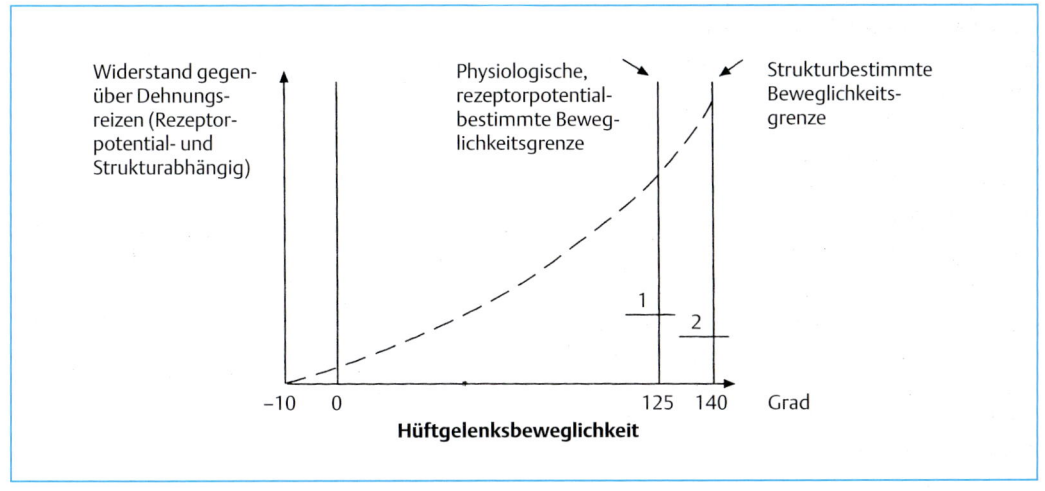

Abb. 2.4 Beweglichkeit am Beispiel der Hüftgelenksbeugung. Mit zunehmender Beugung nimmt der Widerstand zu, die Ruhespannungskurve steigt an (idealtypische Darstellung). Die physiologi-sche, von Rezeptorenpotentialen (mit-) bestimmte Beweglichkeit liegt bei 125 Grad Hüftge-lenksbeugung, die strukturelle Grenze bei 140 Grad Beugung. (Aus: Freiwald J, Engelhardt M: Zur Einschränkung der Beweglichkeit, deren Ursachen und möglicher Interventionen. In: Hos-ter M, Nepper HU (Hrsg.): Dehnen und Mobilisieren. Waldenburg: Krankengymnastikschule Waldenburg; 1994: 96, Abb. 4.)

und Muskel und zeigen uns den momentanen Endstand der Gelenkbewegung an. Dieser Endstand kann als individuelle Norm, welche zentral nervös abgelegt ist (neurales Muster) betrachtet werden. Durch wiederholtes Dehnen steigt die subjektive neurale Toleranz gegenüber den Dehnreizen an, das bedeutet, die physiologische Beweglichkeitsgrenze kann erweitert werden.[2–4, 6, 21–23]

Die Mechano- und Schmerzrezeptorenpotenziale haben einen entscheidenden Einfluss auf die Verarbeitung von Dehnreizen auf spinaler und zentraler Ebene. Werden nämlich die Bewegungsbereiche nicht immer wieder ausgeschöpft, sinkt die Toleranz gegenüber Dehnreizen, und es kommt zu einer Verminderung der Beweglichkeit im Sinne einer Einschränkung der physiologischen Beweglichkeitsgrenzen. Demnach geht es beim Dehnen in erster Linie darum, die Mechanorezeptoren, die das Ende der Bewegung signalisieren, durch Dehnreize am Bewegungsende zu stimulieren und somit die neurale Toleranz bzw. die Beweglichkeit zu erhalten oder zu verbessern

Schutzfunktion der Muskulatur

Störungen im Gelenk, seien diese verletzungsbedingt oder degenerativ, bewirken unterschiedliche muskuläre Reaktionen. Gewisse Anteile der beteiligten Muskeln werden gehemmt, so dass ihre Kraftfähigkeit vermindert ist. So können weder große Kraftübertragung noch große oder schnelle Bewegungen das Gelenk unnötig belasten, es wird ruhig gestellt. In anderen Muskelanteilen wird die Aktivität erhöht, so dass das ruhig gestellte Gelenk fest „stabilisiert" ist. Diese wertvolle Schutzaktivität wird jedoch häufig als Beweglichkeitseinschränkung bzw. Verkürzung interpretiert.

2.2   Steuerung der Bewegung

Die Skelettmuskulatur hat grundsätzlich drei Hauptfunktionen: eine Stabilisations-, eine Halte- und eine Bewegungsfunktion.

Die Stabilisationsfunktion dient der segmentalen Stabilisation der Gelenke, sie ist unwillkürlich und vorgeschaltet.

Die Haltefunktion dient der aufrechten Körperhaltung und der Einnahme von verschiedenen Körperpositionen.

Die Bewegungsfunktion beinhaltet das Ausführen von zielgerichteten Bewegungen.

Die motorischen Bereiche des Zentralnervensystems sind für die Kontrolle von Haltung und Bewegung zuständig. Man unterscheidet motorische Zentren auf Rückenmarksebene (Spinalmotorik) und solche vom Rückenmark bis zur Hirnrinde (supraspinale Motorik). Während für komplexe „höhere" Bewegungsaufgaben die Leistungen der supraspinalen Motorik benötigt werden, werden für einfachere Haltungs- und Bewegungsprogramme die Zentren im Rückenmark (Spinalmotorik) eingesetzt.

Um die höheren motorischen Zentren zu entlasten, können viele Bewegungs- und Haltungsprogramme unwillkürlich (unbewusst) abgerufen werden. Das dafür benötigte Zusammenspiel zwischen sensorischen und motorischen Systemen – auf Rückenmarksebene – wird als Reflex bezeichnet. Aus den Rezeptoren (Propriozeptoren) der Sinnesorgane werden sensorische Afferenzen mit motorischen efferenten Nervenzellen gekoppelt. Das heißt, auf eine Reizung des Rezeptors folgt immer eine gleich bleibende Reaktion des Körpers.

Die Rezeptoren der Muskulatur sind die Muskelspindeln und die Golgi-Sehnenorgane. Muskelspindeln sind Spannungs- und Längenrezeptoren. Sie liegen parallel zu den Muskelfasern und sind mit einer bindegewebigen Hülle umgeben. Sie können sich nur in ihren Endabschnitten kontrahieren. Im mittleren Abschnitt (Kernsackregion) werden sie von sensiblen, spiralförmig angeordneten Ia-Nervenfasern umschlungen. Diese sensiblen Nervenfasern sind dehnungsempfindlich und melden jede Zustandsänderung an das Rückenmark. Wird der Muskel gedehnt, kommen die parallel liegenden Muskelspindeln unter Zug, vor allem im mittleren Bereich der Ia-Fasern. Die dabei entstehenden Aktionspotenziale werden an das Rückenmark weitergegeben, wobei es nach der Umschaltung auf ein Alpha-Motoneuron zur Kontraktion des Muskels kommt.

Zusätzlich sind die beiden kontraktilen Enden mit efferenten motorischen Nervenfasern versorgt. Diese motorischen Nerven bezeichnet man als Gamma-Motoneurone. Sie liegen wie die Alpha-Motoneurone im Rückenmark. Da die kontraktilen Fasern der Muskelspindeln über das gammamotorische System parallel zur Arbeitsmuskulatur miterregt werden, kann die Kernsackregion nicht erschlaffen, wodurch der Informationsfluss über die sensiblen Ia-Fasern gewährleistet ist. Somit bleibt auch während einer aktiven Muskelkontraktion das Gefühl für die Muskellänge erhalten.

Dieser Ablauf der Dehnung des Muskels, Aktivierung der Muskelspindeln und Kontraktion der entsprechenden Muskelfasern wird als Muskelspindelreflex bezeichnet.

Das golgische Sehnenorgan besteht aus sensiblen Nervenendigungen, die die Sehne im Bereich des Übergangs in die Skelettmuskulatur netzartig überzieht. Sie sind nicht wie die Muskelspindeln parallel zur Muskulatur geschaltet, sondern in Serie. Das bedeutet, dass sie sowohl bei passiver Dehnung als auch aktiver Kontraktion des Muskels erregt werden. Nimmt die Spannung in der Sehne übermäßig zu, werden diese Rezeptoren gereizt und melden diese Information über sensible afferente Ib-Fasern dem Rückenmark. Diese Afferenzen werden auf hemmende Zwischenneurone umgeschaltet, von wo sie zum Alpha-Motoneuron gelangen und eine weitere Kontraktion des Muskels gebremst wird (autogene Hemmung oder Sehnenspindelreflex).

Die Information der Propriozeptoren wird gleichzeitig auch an den jeweiligen Gegenspieler des Muskels (Antagonisten) über eine dazwischen geschaltete Nervenzelle weitergegeben. Dies führt zur Hemmung des Antagonisten, wodurch eine gezielte Bewegungsausführung erst möglich ist. Diesen Vorgang, dass bei Anspannung des Agonisten der dazugehörige Antagonist entspannt wird, nennt man reziproke Hemmung.

Zur Haltungs- und Bewegungssteuerung sind diese Reflexantworten auf die Längen- und Spannungsveränderungen der Muskulatur sehr wichtig. Sie müssen jedoch von zentralen Ebenen (Gehirn) geordnet und je nach Bedarf mehr oder weniger kontrolliert werden.

3 Dehnen

Bei der Frage „Wie wirken Dehnungen?" müssen alle Körpersysteme beachtet werden. Bevor die Muskulatur bzw. das Bindegewebe reagieren kann, wird immer das Nervensystem mit den individuellen „Norm-Einstellungen", dem neuralen Muster, reagieren und das momentane Bewegungsende bestimmen.

Bei der Betrachtung der Wirkung von Dehnungen *auf die Muskulatur* zeigt sich, dass Dehnreize zuerst auf die Sarkomere Einfluss haben, diese sich jedoch schnell (5 Tage) und einfach anpassen. Anschließend oder beinahe gleichzeitig wirken Dehnungen auf die bindegewebigen Muskelstrukturen. In Untersuchungen der letzten Jahre wurde immer öfter das Strukturprotein Titin als hauptverantwortliches Element des Dehnungswiderstandes und der Elastizität bezeichnet (siehe Kapitel 2.1). Die bindegewebigen Faserhüllen kommen demnach erst in extremen Dehnungsbereichen unter Spannung.[89, 91, 92, 95] Die Anpassung des Bindegewebes an die neue Längenanforderung ist ein langsamer Prozess (360–700 Tage).

> Wir betrachten die Erhaltung und die Verbesserung der Beweglichkeit immer als einen selbstverständlichen *Teil* eines Trainings.
> In der Therapie werden Dehnungen *isoliert*, auf bestimmte Problematiken bezogen, angewendet.

3.1 Unterschiedliche Aspekte/ Wissenswertes und Details

So viele unterschiedliche Aspekte es gibt, die die Beweglichkeit beeinflussen, so unterschiedlich sind auch die Reaktionen auf Dehnreize im Körper. Je nach neuromuskulären Bewegungs- und Haltungsmustern, Gewebe, Gesundheitszustand der Gelenke,

pH-Wert der Muskeln (Entzündungen), des Stoffwechsels usw. Üblicherweise werden diese Aspekte nicht einzeln aufgezeigt. Ein isoliertes Betrachten jedoch lohnt sich, es hilft die Beweglichkeit besser zu verstehen.

Verbesserung der Beweglichkeit

Laut der Studie von Wiemann[91] hat es sich gezeigt, dass durch regelmäßige Dehnreize die Beweglichkeit verbessert wird, das heißt Dehnungen wirken. Sollte sich die Beweglichkeit nach 6–9 Monaten Dehnen nicht relevant verbessern, muss einerseits die Dehnanwendung und die Ausführung überprüft werden, andererseits sollte therapeutisch abgeklärt werden, ob der zu dehnende Muskel eine Schutzfunktion für ein beteiligtes Gelenk hat.

Nervensystem

Der erste und wichtigste Faktor für die individuelle maximale Beweglichkeit ist das Nervensystem. Die neuralen Bahnungen (Muster oder Prints), die durch die persönlichen Bewegungsgewohnheiten entstehen, bestimmen die individuelle Beweglichkeit. Ein Muskel bzw. Körperbereich wird so viel exzentrische Verformung zulassen, wie er „kennt", und an diesen Winkelgrad eine „Stopp"-Meldung senden. Diese Meldung wird als Dehnintensität bzw. Dehnschmerz wahrgenommen.

Dass der maximale Bewegungsradius nicht strukturbedingt ist, kann man auch daran erkennen, dass Menschen in Narkose viel beweglicher sind als im „Normalzustand".

Länge der Muskelfasern

Die Länge der Muskelfaser scheint für den Umfang der maximalen Beweglichkeit nicht bestimmend zu sein. Falls die Muskelfaser tatsächlich zu kurz sein sollte, aus welchen Gründen auch immer, passiert eine Längenanpassung einfach und schnell. Solche Anpassungen geschehen bereits in der exzentrischen Kontraktion. Ob diese Vermehrung der Sarkomere gleichzeitig auch mehr Bewegungsradius bedeutet, ist nicht untersucht. Die Annahme, dass die Muskelfasern sich durch Reize am Bewegungsende (Dehnungen) ebenfalls anpassen, ist nahe liegend.

Bindegewebe

Von den strukturellen Anteilen des Bewegungsapparates ist, nach jüngerer Erkenntnis, das Bindegewebe, speziell das Titin, für die Beweglichkeit von größter Bedeutung (s. Abb. 2.1). Das Titin ist ein Protein, welches die auseinander gezogenen Aktin- und Myosinfilamente in ihre Ruhelage zurückzieht.

Die Annahme, dass nach intensiver Dehnung eines Muskels die „intramuskuläre Ordnung", die Anordnung von Aktin- und Myosinfilamenten gestört ist und dies die Kraftfähigkeit vermindert, muss revidiert werden. Das Titin lässt so eine „Unordnung" nicht zu, es zieht die passiven Filamente in ihrer gegebenen Anordnung zurück in die „Normlänge". Es kann jedoch bei exzentrischer Kontraktion wie bei intensiver Dehnung zu Mikrorissen in den Sarkomeren, den Z-Scheiben, kommen, die auch Veränderungen in der neuralen Aktivierung zur Folge haben. Die Anpassung bzw. die Heilung der Mikroverletzungen erfolgt bereits innerhalb einer Woche.

Die Annahme, dass durch häufige Dehnreize das Bindegewebe an Spannkraft verliert, „ausleiert", muss revidiert werden. Laut Wiemann[92] wird durch Dehnreize das Bindegewebe elastischer und gleichzeitig reißfester. Beides könnte – in bestimmten Situationen – sogar als Verletzungsprävention betrachtet werden. Dies ist wissenschaftlich jedoch noch nicht belegt.

Nervengewebe

Bei Dehnungen und Bewegungen in langen Ketten (über mehrere Gelenke) kommen die Nerven unter Zugspannung. Der Nervenstrang hat eine gewisse Gleitfähigkeit (Spinalkanal) und eine gewisse Elastizität. Er kann also Bewegungen in großen und maximalen Bewegungsradien in einem gewissen Maße mitmachen. Hat er seine Mittel ausgeschöpft, dann kommt der Nerv unter Zugspannung und der Dehnende nimmt ein „scharfes", deutliches, meist unangenehmes Dehngefühl wahr (neuraler Stopp). Diese Zugspannung ist in vielen Sportarten normal bzw. funktionell. Für das Training wird empfohlen, die trainingsspezifischen Bewegungen inkl. der Zugspannung einzunehmen und dort auch Dehnreize zu setzen. Spezielle Nervendehnungen jedoch gehören in die Therapie. Auch starke und anhaltende Reaktionen der Nerven auf Dehnreize, wie „wattiges Gefühl", „Einschlafen von Händen oder Füßen", Kribbeln, Wahrnehmungsstörungen auf der Haut, sind bei Dehn-Einsteigern üblich und nehmen kontinuierlich ab. Verstärken sich solche Wahrnehmungen oder bleibt ein Schmerz zurück, gehört das therapeutisch abgeklärt.

Krafttraining

Die Vorstellung, dass bei großer exzentrischer Längenveränderung die Überlappung des Aktin- und Myosinfilamentes aufgehoben werden könnte und so die Kraftfähigkeit gestört wird, muss ebenfalls revidiert werden.[95]

Der Muskel verliert in der maximalen Verlängerung an Kraftfähigkeiten, er kommt in eine so genannte „muskuläre Insuffizienz". Das Gleiche findet jedoch auch in der maximalen konzentrischen Kontraktion (Annäherung von Ursprung und Ansatz) statt. Jeder Muskel hat seine größte Kraftfähigkeit in der Mitte zwischen maximaler Annäherung und maximaler Entfernung von Ursprung und Ansatz (Kraftkurve). Während einer Anpassungsphase der Sarkomerzahl (entzündlicher Prozess) ist vorübergehend die neurale Ansteuerung gestört, was einen Einfluss auf die Kontraktion hat. Nach einer Längenanpassung der Muskelfaser muss sich die Kraftkurve in einer bestimmten Kraftanforderung neu einstellen, es muss ein „Transfer" vom Training zur (sportlichen) Anforderung stattfinden.

Somit muss auch die Annahme, dass durch Dehnen nach einem Krafttraining der gesetzte Trainingsreiz vermindert werden könnte, revidiert werden. Eine derartige „Tonussenkung" des gekräftigten Muskels findet nicht statt.

Die Vorstellung, dass bei einem Krafttraining (klassisches Krafttraining, Gerätetraining) die Beweglichkeit erhalten bleibt, weil der Antagonist die Bewegung exzentrisch „erlauben" muss und so immer gedehnt wird, ist nicht haltbar, da weder der Muskel, der gekräftigt wird, noch der Antagonist Bewegungen im maximalen Bewegungsradius ausführen kann.

Bei der Kraft-Trainingstechnik „Full-range-Training" führt der Muskel, der gekräftigt wird (Agonist), den größtmöglichen Bewegungsradius aus. Hier kann man von einer Erhaltung der Beweglichkeit ausgehen. Ob sich die Beweglichkeit sogar während des Krafttrainings verbessert, kommt auf den Trainingszustand (Beweglichkeit und Kraft) des Trainierenden an. Das „Full-range-Training" eignet sich nur für sehr fortgeschrittene Trainierende mit hoher Bewegungskompetenz.

Leistungssteigerung

Hier stellen sich zwei Frage, nämlich welche Dehnanwendung was für eine Leistung verbessern soll: ein Vor-, ein Zwischen-, ein Nachdehnen oder ein Beweglichkeitstraining. Jede Dehnanwendung hat ein anderes Ziel und eine andere Ausführungsempfehlung (s. Kap. 5).

Das Vordehnen mit dem Ziel der Vorbereitung auf maximale Bewegungsradien kann positive sowie negative Auswirkungen auf die Leistung haben.

Verschiedene Untersuchungen zeigen einen negativen Einfluss von *statischen* Dehnungen auf die Leistungsfähigkeit im Explosivkraftbereich.[51, 92, 102, 103] Eine mögliche Erklärung kann die plastische Verformung des Bindegewebes durch lange statische Dehnungen sein und folglich kann im Dehnungs-Verkürzungs-Zyklus weniger passive, plastische Energie gespeichert werden. Wird also in der nachfolgenden Leistung „Schnelligkeit" gefordert, dann könnte die Leistung mit statischen Dehnungen sogar reduziert werden, da statisches Dehnen die Schnellkraftfähigkeit vermindert. Trotzdem macht – wenn in der nachfolgenden Leistung maximale Bewegungsradien gefordert werden – Vordehnen Sinn, nicht um die Leistung zu verbessern, sondern um alle Körpersysteme auf die maximalen Bewegungsradien vorzubereiten. Aus diesem Grund sollten, als Vorbereitung auf sportliche Leistungen, dynamische Dehnformen durchgeführt werden.

Das Nachdehnen mit dem Ziel der Erhaltung der Beweglichkeit kann die Leistung indirekt beeinflussen. Verliert der Sportler an benötigtem Bewegungsradius durch einseitiges Training oder Vernachlässigen der Pflege seiner Beweglichkeit, dann haben diese Einschränkungen negative Auswirkungen auf seine Leistungsfähigkeit.

Das Beweglichkeitstraining kann ebenfalls einen indirekten Einfluss auf die Leistung haben. Ist die Beweglichkeit kleiner als die Beweglichkeitsanforderung, hat das einen negativen Einfluss auf die Leistung.

Eine weitere Differenzierung bei der Frage nach der Möglichkeit der Leistungssteigerung wäre, welche „Leistung" verbessert werden soll. Dehnungen können auf Schnellkraft, Maximalkraft, Kraftausdauer, Ausdauer usw. keine oder nur marginale Wirkung haben.

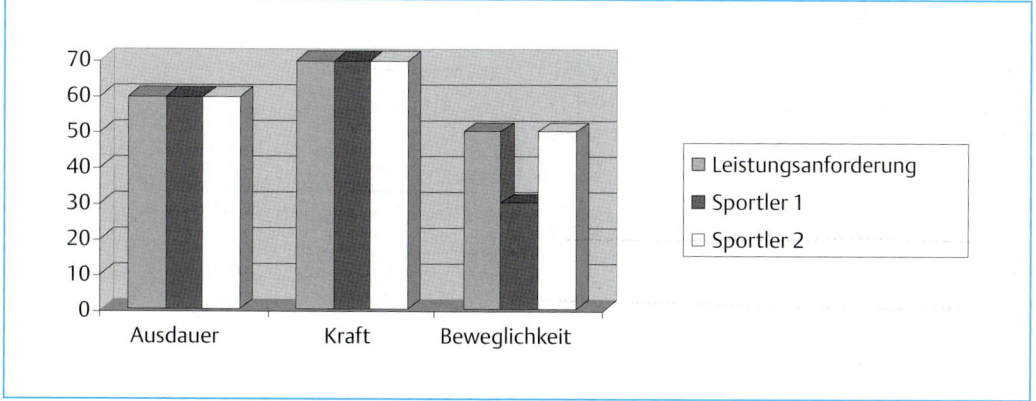

Abb. 3.1 Übersicht Anforderung und Trainingszustand.

Das Ziel des Dehnens hat immer mit dem Beweglichkeitsradius zu tun. Ist die geforderte Leistung mit großen und maximalen Bewegungsradien kombiniert (Leichtathletik, Tanz usw.), haben Dehnfähigkeit und somit auch Dehnen einen großen Einfluss. Solche Beweglichkeitsverbesserungen können jedoch nicht durch Vordehnen erreicht werden, sondern müssen mit Beweglichkeitstraining erworben und mit Nachdehnen erhalten werden.

Zudem muss berücksichtigt werden, in welchem individuellen Trainingszustand sich der Sportler in Bezug auf die geforderte Leistung befindet. Jeder Sportler kennt seine Stärken und Schwächen und trainiert üblicherweise lieber seine Stärken. Trainiert ein beweglicher Sportler also überwiegend seine Beweglichkeit, kann das nicht zu einer Leistungsverbesserung führen.

Hat ein Sportler (Sportler 1) in geforderten Bewegungen jedoch Beweglichkeitsdefizite, dann kann eine Verbesserung der Beweglichkeit seine Leistungsfähigkeit optimieren bzw. verbessern. Bei Sportler 2, der den sportartspezifischen Anforderungen gerecht wird, ist eine Leistungssteigerung nicht zu erwarten (Abb. 3.1).

Verletzungsprophylaxe

Die Aussage, dass Dehnen Verletzungen vorbeugen kann, ist bisher nur in wenigen Arbeiten unter streng wissenschaftlichen Kriterien geprüft worden.[54, 56, 58, 60, 61, 65, 70, 71, 73, 98–100] Dabei konnte jedoch eine Verhinderung oder Reduzierung von Verletzungen im Muskel-Sehnen-Bereich durch Dehnungsübungen nicht nachgewiesen werden.

Es stellen sich allerdings auch hier die gleichen Fragen wie oben: Von welcher Dehnanwendung wird gesprochen, was für Verletzungen sind gemeint, wie ist der Trainingszustand des Sportlers bezogen auf die geforderte Leistung?

Stellt man sich vor, dass ein paar Vordehnübungen vor der Leistung Verletzungen verhindern, ist das eine sehr eingeschränkte Vorstellung von Verletzungsursachen. Die Unterscheidungen, welche Sportverletzungen welche Ursachen haben könnten, sprengen den Rahmen dieses Buches. Dass alleine Dehnungen all die möglichen Verletzungen und Ursachen verhindern können sollen, sind unrealistische und falsche Anforderungen an das Dehnen.

Welche Vorbereitungstechniken bei welchen Sportlern welche Verletzungen zur Folge haben oder verhindern, ist bis jetzt wenig untersucht.

Um den Körper auf eine sportliche Leistung vorzubereiten, empfiehlt sich ein umfassendes Aufwärmen. Sind in der anschließenden Leistung auch maximale Bewegungsradien nötig, dann gehört das Einnehmen dieser Gelenkspositionen ebenfalls zu einer normalen Vorbereitung.

Was Nachdehnen und Beweglichkeitstraining angeht, spielen individueller Trainingszustand und geforderte Leistung eine Rolle. Wenn Sportler mit Beweglichkeitseinschränkungen Sportarten mit maximalen Bewegungsradien (Fußball, Eishockey, Leichtathletik, Tennis usw.) ausführen, wirken die großen Schwungkräfte besonders auf die Beweglichkeitseinschränkungen belastend (Sportler 1). Selbstverständlich muss sich jeder Sportler die Beweglichkeit aneignen und dann pflegen, die in seiner Disziplin gefordert wird. Die dafür geeigneten Dehnanwendungen sind Beweglichkeitstraining und Nachdehnen. Sportler 2 ist in den Bewegungsradien seiner Sportart entsprechend frei, was ihm keine Verletzungsfreiheit garantiert, aber zusätzliche Belastung vermindert.

Bei der Frage nach Verletzungsprävention muss die Art der Verletzung, die verhindert werden soll, gut definiert werden. Können z. B. Bänder- und Muskelzerrungen im Fußgelenk, Entzündungen im Achillessehnen- und Wadenbereich, Wadenzerrungen usw. überhaupt mit Beweglichkeit und Beweglichkeitsdefiziten in direktem Zusammenhang stehen? Hier sind sicher viele andere Faktoren als Verletzungsursachen und/oder -auslöser, wie z.B. Übermüdung, Stabilisationsdefizite, Kraftdefizite, chronische Fehl- oder Überbelastung, Übersäuerung, Fehlernährung, denkbar. Üblicherweise ist es immer eine Kombination von mehreren Faktoren.

Die zum Teil doch sehr unterschiedlichen Resultate der Untersuchungen machen deutlich: Es gibt auf dem Gebiet der Wirksamkeit von Dehnübungen zur Verletzungsprävention noch einiges an Forschungsarbeit und an Differenzierung zu leisten.

Muskelkater

Forschungsergebnisse bezüglich des Zusammenhangs von Dehnungen und der damit verbundenen Beeinflussung von Muskelkater sind etwas konkreter. Sie zeigen in der Mehrheit, dass das Auftreten des Muskelkaters durch Dehnübungen nicht beeinflusst werden kann.[52, 53, 59, 68, 69]

Die Mikroverletzungen in den Sarkomeren und Z-Scheiben lassen sich nicht wegdehnen und wegziehen, das ist offensichtlich. Es liegt auch auf der Hand, dass intensive Dehnungen zu noch mehr Mikrorissen führen können und somit ein Muskelkater noch verstärkt würde.

Dass viele Sportler berichten, nach einem Ausdehnen fühlten sie sich am nächsten Tag relevant besser, muss damit zusammenhängen, dass sie mit mittleren und leichten Dehnreizen das Cool-down verlängern und somit einen positiven Aspekt auf den Stoffwechsel und den Heilungsprozess ausüben.

Muskeldurchblutung

Die Durchblutungssituation des Muskels während der Dehnungen wird im Moment intensiv diskutiert, obwohl es praktisch noch keine Untersuchungen zum Thema gibt.

Eine Forschungsarbeit[104] beschreibt einen größeren Effekt von dynamischen Dehnungen gegenüber statischen in Bezug auf die muskuläre Regenerationsfähigkeit. Es ist möglich, dass bei statischen endgradigen Dehnungen die kapilläre Blutversorgung vermindert wird, was vor allem nach laktaziden Belastungen unerwünscht ist. In diesen Fällen ist eine gute Blutversorgung unbedingt notwendig, um eine optimale Regeneration zu unterstützen. Um einer möglichen verminderten Durchblutung der Muskulatur entgegenzuwirken, werden in unserem Dehnkonzept die Nachdehnungen bewegt-statisch oder intermittierend durchgeführt. Im Rahmen des Nachdehnens nach sportlicher Leistung sollte demnach als erste Maßnahme ein Cool-down stattfinden, um die

Stoffwechselendprodukte besser abtransportieren zu können.

Im Krafttraining verändert sich je nach Trainingsintensität der Innendruck des Muskels: je höher das transportierte Gewicht, desto größer das intramuskuläre Volumen und desto höher der Innendruck. Dieser Druck wirkt sich auf die Blutgefäße aus.

Ob diese Durchblutungsverminderung einen relevanten Einfluss auf den Dehnreiz hat, kommt darauf an, wie hoch der Innendruck ist und wie lange eine Dehnung statisch gehalten wird.

Da wir lang gehaltene statische Dehnungen (über 20 Sek.) sowieso nicht empfehlen, spielt dieser Aspekt für uns keine Rolle. In Anbetracht der Tatsache, dass das intramuskuläre Volumen nicht bestimmt werden kann, empfehlen wir Leistungskraftsportlern die Muskelgruppen zu dehnen, welche nicht trainiert wurden.

Es müssen in Zukunft vermehrt Forschungsanstrengungen unternommen werden, um den Effekt von statischen Dehnungen auf die intramuskuläre Blutzirkulation zu untersuchen.

Regeneration

Regeneration sollte nicht auf die Körperebene reduziert und nicht nur vom „Laktat" aus betrachtet werden. Regeneration bedeutet sich entspannen und erholen können. Nachdehnen kann die Regeneration positiv oder negativ beeinflussen, je nachdem, wie es ausgeübt wird.

Soll die Regeneration positiv beeinflusst werden, muss so gedehnt werden, dass die Durchblutung gefördert wird und keine zusätzlichen Mikrorisse gesetzt werden. Das heißt, die empfohlene Dehnungsintensität ist mittel bis sanft und die Dehntechnik bewegt-statisch oder intermittierend.

Ein weiterer wichtiger Aspekt ist die mentale und vegetative Regeneration. Nachdehnen eignet sich ausgezeichnet, um aus der Leistungsbereitschaft (sympathisches Nervensystem) in die Entspannung (parasympathisches Nervensystem) zu wechseln.

Muskelaktivität (Tonus)

Wir sind davon abgekommen, den Begriff Muskeltonus zu benutzen. Die Spannung im Muskel-Bindegewebe-Gebilde besteht aus vielen einzelnen Anteilen, welche sich teils messen lassen, teils nicht. Was einfach messbar ist, ist die Muskelaktivität und die Dehnspannung, die anderen Anteile, wie die Festigkeit des Bindegewebes, das intramuskuläre Volumen usw., lassen sich nicht messen. In der Physiotherapie wird über Palpation (Berührung) ein Muskeltonus bestimmt, dieser ist jedoch ein sehr subjektiver Wert und damit nicht vergleichbar.

Beim Dehnen sprechen wir von Muskelaktivität. In älterer Literatur wird häufig von „weiter in die Dehnposition hineinsinken können durch Abnehmen des Muskeltonus" gesprochen. Wenn damit Muskelaktivität gemeint ist, muss erst geklärt sein, ob im gedehnten Muskel überhaupt eine Aktivität stattfindet. Wenn ja, wird diese bei intensivem Dehnen sogar minimal erhöht und nicht gesenkt. Häufig findet im gedehnten Muskel jedoch gar keine Aktivität statt.

Das Nachsinken oder das Nachlassen der Dehnintensität ist in erster Linie auf das Nervensystem zu beziehen, während des Dehnens wird die neurale Toleranz für den Dehnreiz größer, die subjektive Dehnintensität nimmt ab, und man kann nachsinken.

Werden die Dehnungen langsam ausgeführt, kann eine visco-elastische Verformung stattfinden, welche das Nachsinken noch verstärken kann.

Reflextheorien

Ob die gängigen Reflextheorien wie das Sherrington-Prinzip, die reflektorischen Hemmungen usw. tatsächlich so eintreten, wie sie in den Lehrbüchern beschrieben sind, ist sehr umstritten oder bereits als Lehrmeinung revidiert.

Für das Dehnen brauchen wir diese Theorien nicht. Es gibt Dehntechniken, die funktionieren und empfohlen werden, und andere, die nicht sehr effektiv sind. Zum Beispiel funktioniert das Anspannungs-Entspannungs-Dehnen, das mit Reflextheorien begründet wurde, wenn man es präzise ausführt (s. S. 26). Wir nehmen an, dass die Begründung eher in koordinativen Bereichen und nicht in Reflextheorien zu suchen ist.

Hypermobilität

Eine weitere Schwierigkeit im Bereich des Dehnens ist der Umgang mit schon überbeweglichen (hypermobilen) Strukturen. Es kann sich dabei um eine allgemeine oder um eine lokale, nur ein Gelenk betreffende Hypermobilität handeln. Die Ursachen hypermobiler Gelenke können genetischer, traumatischer oder trainingsbedingter Natur sein.

Sportler, die aus Sportarten kommen, welche ein hohes Maß an Beweglichkeit erfordern, praktizieren während ihrer Wettkampfvorbereitung Dehnübungen mit enormer Gelenkbeweglichkeit. Dabei wird deutlich, dass es dabei nicht mehr in erster Linie um muskulär-bindegewebige Strukturen geht, sondern dass vor allem der gelenkumgebende Kapsel-Band-Apparat gedehnt wird. Sie müssen in diese extremen Gelenkpositionen gehen, um im Wettkampf ihren vollen Bewegungsumfang ausschöpfen zu können – als körperliche Voraussetzung einer guten Leistung. Die Wahrscheinlichkeit, sich dadurch eine sekundäre Hypermobilität der Gelenke zu erwerben, ist groß, muss aber nicht problematisch sein.

Große Beweglichkeit oder „Hypermobilität" darf nicht mit Instabilität gleichgesetzt werden. Falls tatsächlich eine Instabilität vorliegt, kann diese nicht mit „Dehn-Verzicht" behoben werden. Falls eine schlechte Bewegungskontrolle, ein koordinatives Defizit vorliegt, kann dies ebenfalls nicht mit „Dehn-Verzicht" behoben werden.

Unser Anliegen ist eine funktionelle Beweglichkeit (das kann auch eine sportliche Funktionalität sein) in einem ausgeglichenen Trainingszustand (Koordination, Stabilität, Kraft, Ausdauer, Beweglichkeit).

Neuromuskuläre Dysbalance

Der in der Literatur oft beschriebene Zustand der muskulären Dysbalance (Spring et al., 1986) mit seiner Einteilung, wonach tonische Muskeln einen überwiegenden Anteil an langsam zuckenden Muskelfasern aufweisen und zur Verkürzung neigen, demgegenüber die phasische, zur Abschwächung tendierende Muskulatur überwiegend schnellfasrige Anteile besitzen soll, muss kritisch betrachtet werden.

Muskelbiopsiestudien ergaben bei den tonischen Muskeln einen zum Teil sehr hohen Anteil an schnellen Fasern. Die phasischen Muskeln hingegen konnten zu einem hohen Prozentsatz langsamfasrig sein.[8]

Aus der Praxis ist bekannt, dass der vordere Oberschenkelmuskel (M. rectus femoris) die Tendenz hat zu verkürzen, gleichzeitig ist er aber ein sehr schnellkräftiger Muskel mit einem hohen schnellfasrigen Anteil. Er müsste also abgeschwächt sein!

Genauso verhält es sich mit der Rumpfmuskulatur. Je nach Haltungstyp hat die Bauchmuskulatur eher eine Haltearbeit zu leisten und ist somit recht kräftig, auf der anderen Seite kann sie aber auch völlig abgeschwächt sein.

Diese Beispiele zeigen, dass die Arbeitsweise und die Zusammensetzung der Muskulatur zwar auch von genetischen Faktoren, in der Hauptsache aber von ihrer Haltung und Funktion abhängig sind.[1]

Das Aufstellen von allgemeingültigen Schemata ist unpräzise und eignet sich für Dehnempfehlungen nicht. Bei der Diagnosestellung einer neuromuskulären Dysbalance müssen alle individuellen Faktoren mit ein-bezogen werden.

Mentale Entspannung

Dehnen kann und darf nicht automatisch mit Entspannung gleichgesetzt werden. Es kommt auf die Dehnanwendung und das Dehnziel an. Beim Vordehnen ist eine Ent-spannung sogar zu vermeiden, diese wäre im Leistungssport fatal.

Das eigentliche Beweglichkeitstraining ist sehr intensiv, Entspannung nur sekundär. Die Dehnpositionen sind teils anstrengend, die Dehnreize sind intensiv und die Konzent-ration ist hoch. Die Entspannung kann als zusätzliche Übung am Schluss des Stretch-trainings eingefügt werden, ist aber kein selbstverständlicher Teil des Beweglichkeits-trainings (s. S. 44).

Beim Nachdehnen empfiehlt es sich, die mentale Entspannung zu fördern. Durch die Langsamkeit hat der Sportler Zeit, bewusst mit seiner Atmung zu arbeiten, sich auf den Körper und die kleinen Bewegungen und Veränderungen in der Körperwahrnehmung zu konzentrieren. Diese Prozesse sind sehr wertvoll, einerseits für die Fähigkeit zu ent-spannen, andererseits für die Koordination, die vom Körpergefühl des Sportlers abhängt.

Wohlbefinden

Dehnungen werden häufig mit dem damit verbundenen Wohlbefinden begründet. Die-ses Wohlbefinden kann sich nur bei den Sportlern einstellen, die sich bereits eine gewisse Dehntoleranz angeeignet haben, also mit einer gewissen Regelmäßigkeit Dehnreize setzen. Dann fühlt sich das Deh-nen üblicherweise sehr angenehm an, und es bleibt ein angenehmes Körpergefühl zurück. Speziell erwähnt wird dies häufig von älte-ren Trainierenden, die diesen Dehn-Effekt als sehr wertvoll beschreiben.

Temperatur

Die Außen- wie die Innentemperatur sind für das Dehnen relevant. Je besser der Körper aufgewärmt ist, je aktiver der Stoffwechsel in den Strukturen ist, desto einfacher können sich Strukturen verformen, ist Dehnung möglich. Gleichzeitig gilt das Aufwärmen auch als Verletzungsprävention im Sinne einer koordinativen Vorbereitung auf eine Bewegung oder einen Gelenkwinkel.

Dehnen: Sinn oder Unsinn?

Vorangehend wurde versucht, das Thema der Beweglichkeit aus verschiedenen Blick-winkeln zu betrachten. Viele Aussagen schei-nen vielleicht etwas verwirrend und werfen die Frage auf, ob nun überhaupt gedehnt werden soll oder nicht. Unserer Meinung nach sind Dehnungen der Muskulatur in Fit-ness, Gesundheitssport, Sport und Therapie sinnvoll und auch notwendig. Sie dienen der Erhaltung oder Verbesserung der Beweglich-keit, der Leistungsfähigkeit sowie der Beein-flussung von Regenerationsmechanismen. Je nach Anwendungsbereich müssen die Dehn-übungen stetig angepasst werden. Sie sollten zielgerecht und mit einem hohen Anspruch an Qualität vermittelt werden.

Die Wissenschaft erhält immer neue Er-kenntnisse über physiologische Wirkmecha-nismen und Effektivität von Muskeldehnun-gen. Es ist wichtig, dass wir versuchen, sie in der Praxis umzusetzen und in unsere Dehn-gewohnheiten zu integrieren.

Um dabei etwas Hilfestellung zu leisten, möchten wir nachfolgend ein Konzept für das Dehnen in Fitness, Aerobic und Gesund-heitssport vorstellen.

3.2 Anwendungen: Dehnen im Training

Im Beweglichkeitstraining unterscheiden wir vier unterschiedliche Dehnanwendungen: *Vordehnen, Zwischendehnen, Nachdehnen* und das *Stretchtraining*.

Zusätzlich dazu gibt es *therapeutische Dehnanwendungen*, die nach anderen Kriterien und Ausführungsempfehlungen durchgeführt werden und auf die wir hier nicht eingehen.

Vordehnen

Das Vordehnen der Muskulatur kann nach dem Aufwärmen vor sportlichen Belastungen ausgeführt werden. Das Ziel des Vordehnens ist die Vorbereitung des Körpers auf maximale Bewegungsradien.

Vordehnen	
Ziel:	Vorbereitung auf max. Bewegungsradius
Weitere mögl. Effekte:	Wohlbefinden
Was:	Die Körperbereiche, die in der Leistung auf max. Bewegungsradien gefordert sind.
Zeit:	max. 10 Sekunden
Intensität:	hoch
Dehntechnik:	dynamisch
Empfehlung:	Ja, wenn max. Bewegungsradien gefordert sind, alle anderen dürfen.
Achtung:	Statisches Dehnen vermindert die Schnellkraftfähigkeit.

Sind in der anschließenden Leistung maximale Bewegungsradien gefordert, sollen diese mit Vordehnungen vorbereitet werden. Finden in der anschließenden Leistung keine maximalen Bewegungsradien statt, darf ebenfalls vorgedehnt werden, es ist dann aber nicht zwingend nötig.

Zwischendehnen

Zwischendehnen bezieht sich auf das Krafttraining. Häufig wird in den Pausen zwischen zwei Sätzen oder zwei Übungen der trainierte Muskel gedehnt.

Zwischendehnen	
Ziel:	Regeneration
Weitere mögl. Effekte:	Wohlbefinden
Was:	Der Muskel, der gekräftigt wurde.
Zeit:	–
Intensität:	–
Dehntechnik:	–
Empfehlung:	Nein, es gibt bessere Regenerationsmaßnahmen.
Achtung:	–

Die Pausen sind für die Erholung des Muskels gedacht, und da die Erholung von der Durchblutung abhängt, raten wir von Dehnungen ab. Um die Durchblutung anzuregen, eignen sich Bewegungen und Mobilisationen besser.

Nachdehnen

Das Ziel des Nachdehnens ist die Erhaltung der Beweglichkeit. Einschränkungen der Beweglichkeit entwickeln sich langsam, einerseits durch das viele Sitzen, andererseits durch einseitige Bewegungen im Training. Beweglichkeitseinschränkungen werden häufig als „natürlicher" Alterungsprozess betrachtet und akzeptiert. Diese sich langsam entwickelnden Einschränkungen haben indirekt auch Einfluss auf die Körperhaltung, Haltungsschwächen wiederum schränken den Bewegungsraum ein: ein Kreislauf, der zu Unbeweglichkeit und Steifheit führt.

Nachdehnen

Ziel:	Erhaltung der Beweglichkeit
Weitere mögl. Effekte:	Entspannung, Regeneration, Wohlbefinden
Was:	5 Pflichtdehnbereiche und Ergänzungen
Wie lange:	10–90 Sekunden
Intensität:	je nach vorausgegangener Leistung, mittel bis leicht
Dehntechnik:	bewegt-statisch oder intermittierend
Empfehlung:	Ja, jedes Training wird mit einem Nachdehnen abgeschlossen.
Achtung:	Maximal Kraft/Bodybuilding: Wer „Split-Training" macht, soll „Split-Nachdehnen" der nicht-gepumpten Muskulatur machen.

Die Beweglichkeit bis ins hohe Alter zu erhalten ist einfach. Die maximalen Bewegungsradien müssen regelmäßig eingenommen werden und es reichen sanfte bis mittlere Dehnreize. Das Nachdehnen eignet sich ausgezeichnet, um diesem Anspruch gerecht zu werden, und ist ein selbstverständlicher Abschluss jedes Trainings.

Stretchtraining/Beweglichkeitstraining

Ein Beweglichkeitstraining dient der Verbesserung der Beweglichkeit. Die Anforderung, die Beweglichkeit zu verbessern, kann aus sportspezifischen Gründen erfolgen oder nach einer langen Zeit der Vernachlässigung der Pflege der Beweglichkeit. Die Dehnintensität in einem Stretchtraining soll hoch sein, es empfiehlt sich, verschiedene Dehntechniken anzuwenden, viele unterschiedliche und präzise Dehnreize zu setzen.

Stretchtraining/Beweglichkeitstraining

Ziel:	Verbesserung der Beweglichkeit
Weitere mögl. Effekte:	Wohlbefinden, Körperwahrnehmung, Haltung, Atmung usw.
Was:	8 Pflichtdehnbereiche und Ergänzungen
Zeit:	10–90 Sekunden
Intensität:	hoch
Dehntechnik:	alle Dehntechniken
Empfehlung:	Ja, als Ergänzungstraining oder Kombinationstraining
Achtung:	Ein intensives Stretch-Training soll 3- bis max. 4-mal in der Woche ausgeführt werden.

3.3 Mobilisationen – Dehnreize

Mobilisationen

Große Bewegungen im maximalen Bewegungsradius – von Bewegungsende zu Bewegungsende – werden im Training als Mobilisationen bezeichnet. Mobilisationen sind wertvolle Bewegungen, sie werden zum Aufwärmen und als regenerative Zwischenbewegungen empfohlen. Die Bewegungen sollen so groß und mit so wenig Last wie möglich durchgeführt werden.

> Wir empfehlen, mit Mobilisationen und sanften bis mittleren Dehnreizen den Gelenkradius und den Gelenkstoffwechsel zu erhalten.

Dehnreize

Eine Dehnung gilt dann als Dehnung, wenn am Bewegungsende ein relevanter Reiz gesetzt wird. Die Bewegung bis zum Bewegungsende bewirkt keinen Dehnreiz, es handelt sich entweder um eine exzentrische Kontraktion oder um eine exzentrische Verformung eines passiven Muskels.

Eine Dehnung ist nur dann sinnvoll, wenn ein Reiz auf das Nervensystem und die bindegewebigen Strukturen ausgeübt wird. Das Empfinden eines intensiven Dehnungsgefühls bis hin zu einem angenehmen Dehnungsschmerz ist wichtig, um eine Wirkung zu provozieren.

3.4 Dehntechniken

Die Vielfalt der angebotenen Dehntechniken ist verwirrend und trägt in keiner Weise zum besseren Verständnis des Beweglichkeitstrainings bei. Im Gegenteil wird versucht, die eine Technik gegen die andere auszuspielen, und das mit zum Teil fragwürdigen Versprechungen und Erklärungsansätzen. In den vorangegangenen Kapiteln wurde versucht, die verschiedenen Aussagen zum Thema

Dehnen zu relativieren und ins rechte Licht zu rücken. Ein großer Teil der beim Dehnen ablaufenden physiologischen und neuromuskulären Vorgänge sind bisher nicht geklärt. Es bedarf deshalb weiterer intensiver Forschungsarbeit.

Die Dehntechniken werden in aktive und passive Dehnungen unterteilt. Aktiv ist die Dehnung, wenn der Dehnreiz und die Dehnintensität vom Gegenspieler des gedehnten Muskels kommen. Alle anderen Dehnungen sind passiv.

Alle Dehntechniken können auf beide Arten ausgeführt werden (aktiv-dynamisch, passiv-dynamisch, aktiv-statisch, passiv-statisch usw.).

Aktives vs. passives Dehnen

Beim aktiven Dehnen wird mit der Kraft der Antagonisten des zu dehnenden Muskels gearbeitet.

Alle anderen Dehnungen, mit Hilfe von äußeren Kräften, der Schwerkraft, von Hilfsgeräten, Partnern oder durch Muskelgruppen, die nicht antagonistisch wirken, gelten als passive Techniken.

Teils herrscht die Lehrmeinung immer noch vor, dass eine passive Dehnung (der gedehnte Muskel weist keine Muskelaktivität auf) vorzuziehen ist, da diese Dehntechnik effizienter sei. Das ist nicht nachgewiesen, im Gegenteil, der maximale Gelenkwinkel ist abhängig von der Kraft des Antagonisten des zu dehnenden Muskels, er kann üblicherweise nicht endgradig eingenommen werden.

Nach unseren Erfahrungswerten ist es irrelevant, ob der Muskel aktiv oder passiv ist. Letztlich muss die Dehnung in einem Zustand trainiert werden, der der Anforderung in der Leistung so nah wie möglich kommt. Es macht wenig Sinn, einen Hürdenläufer in passiven Dehnübungen zu trainieren, wenn er den Gelenkwinkel in seiner anschließenden Leistung dann aktiv einnehmen muss. Das Gleiche gilt für Tanz usw.

Ein weiterer wichtiger Punkt ist, dass es für den Dehnenden sehr schwierig, wenn nicht sogar unmöglich ist zu unterscheiden, wie sich seine Dehnwahrnehmung zusammensetzt, ob es sich um Dehnspannung oder um Muskelaktivität (exzentrische Kontraktion) oder um eine Mischung aus beidem handelt.

Statisches Dehnen

Das statische Dehnen, auch gehaltene, permanente Dehnung oder Dauerdehnung genannt, ist vor allem durch die Publikationen von Anderson (1982) besser bekannt unter dem Begriff „Stretching". Es handelt sich hierbei um eine langsame, kontrollierte, ohne Nachfedern ausgeführte Dehnung. Der Muskel wird bis zu einer Position gebracht, in der ein leichtes Ziehen spürbar ist, und dann in dieser Stellung eine Zeitlang gehalten. In der Literatur findet man sehr unterschiedliche Aussagen über die Zeitdauer der Dehnung. Es werden Bereiche von 5 Sek. über 15 Sek. bis zu 2 Min. empfohlen![19, 20, 22–24, 29, 30, 35, 38, 39, 44]

Dehnungen von 15 Sek. Dauer scheinen bereits einen Effekt zu erbringen (Verminderung der Dehnungsspannung). Verlängert man die Dauer auf 45 Sek., wird er noch etwas größer, bei über 90 Sek. scheint kein zusätzlicher Effekt mehr aufzutreten. Über die Wiederholungszahl der Dehnung herrscht vollends Uneinigkeit. Wissenschaftliche Arbeiten über das Dehnen und dessen Auswirkung auf die Muskulatur wurden mit sehr unterschiedlichen Wiederholungszahlen (von 3- bis zu 10-mal) durchgeführt.

Viele Anwender behaupten, dass der Vorteil des statischen Dehnens, auch oft als „das Stretching" bezeichnet, gegenüber anderen Dehnformen in der geringeren Verletzungsgefahr liege, was aber bis jetzt noch ungenügend untersucht wurde. Im Weiteren könne die Gefahr verringert werden, dass durch ruckartige Dehnungen ein Muskelreflex ausgelöst werde. Auch diese Aussage muss kritisch betrachtet werden, da bei „korrekter Ausführung" die Geschwindigkeit und die auf den Muskel wirkenden Kräfte höchstwahrscheinlich zu gering sind. Zudem herrschen noch viele Unklarheiten in Bezug auf Entstehung und Verarbeitung von Muskeleigenreflexen.

Weitere dem Stretching nachgesagte Wirkungen sind in den vorangegangenen Kapiteln erläutert worden.

Für die Praxis unterscheiden wir folgende statische Dehntechniken:

Progressiv-statisches Dehnen

Wird während des statischen Dehnens, wenn die Dehnintensität nachlässt, die Dehnung vertieft (Nachsinken), bezeichnen wir das als progressiv-statisches Dehnen. Der Dehnreiz wird kontinuierlich verstärkt, die Dehnintensität erhalten oder auch verstärkt. Diese Dehntechnik empfiehlt sich im Stretchtraining, speziell für erfahrene Dehner.

Bewegt-statisches Dehnen

Die Dehnposition wird eingenommen, nach ca. 5–9 Sek. wird mit einer kleinen Bewegung der Dehnbereich leicht verändert. Diese Position wird erneut ca. 5–9 Sek. gehalten, um anschließend wieder mit einer kleinen Bewegung abgeändert zu werden. Durch die Gelenkwinkelveränderungen werden andere zusätzliche Muskelfasern gedehnt, der Dehnreiz wird umfassender. Dieser Vorgang kann ganz nach Gelenk und Körpergefühl wiederholt werden.

Zusätzlich erwarten wir durch diese Bewegungen eine bessere Durchblutungssituation im Muskel als beim „starr-statischen" Dehnen.

Das bewegt-statische Dehnen unterscheidet sich vom dynamischen Dehnen durch die Langsamkeit der ausgeführten Bewegungen.

Diese Dehntechnik wird für das Nachdehnen und das Beweglichkeitstraining empfohlen.

Starr-statisches Dehnen

So bezeichnen wir die statische Ausführung, wenn eine Position eingenommen und gehalten wird, bis die vorgegebene Zeit um ist. Diese Ausführung wird nicht empfohlen, sie ist ineffizient und wird von den Teilnehmern als langweilig erlebt. Wir nehmen an, dass das schlechte Abschneiden der statischen Dehntechnik in den Studien, die Dehntechniken auf ihre Wirksamkeit vergleichen, mit dieser ineffizienten Ausführung zusammen hängt. Dies gilt vor allem beim aktivstatischen Dehnen. Die Dehnung erfolgt beim aktiv-statischen Dehnen hauptsächlich durch Kontraktion der Antagonisten, die durch ihre Kraft auch die Intensität des Dehnvorganges bestimmen.

Dynamisches Dehnen

Diese auch unter den Bezeichnungen intermittierendes, rhythmisches, ballistisches Dehnen bekannte Technik ist mit dem Aufkommen der „Stretchingwelle" immer mehr ins Abseits gedrängt worden. Besonders das Wort „Zerrgymnastik" wurde immer wieder im Zusammenhang mit aktiv-dynamischen Dehnformen genannt. Gemeint war damit, dass diese Ausführungsform Verletzungen provoziert und durch das Auslösen eines Muskeldehnreflexes mit der damit verbundenen Spannungserhöhung im Muskel die Dehnung keinen Effekt hat.

Die Bezeichnung „Dehnreflex" oder „Stretchreflex" ist irreführend, weil die Muskelspindel- und die Sehnenspindelreflexe nicht immer am Bewegungsende ausgelöst werden. Reflexe werden immer dann ausgelöst, wenn die ausgeführte Bewegung nicht der angesteuerten (geplanten) Bewegung entspricht. Üblicherweise passiert das durch Einflüsse von außen wie rutschen, stolpern usw. und ist abhängig von der Kraft und der Geschwindigkeit, die auf den Muskel wirken. In den Untersuchungen zu dynamischem Dehnen und zu Schwungbewegungen konnten keine Reflexe nachgewiesen werden.

Bei den im Sport korrekt durchgeführten dynamischen Dehnformen kommen keine ruckartigen, schmerzhaften oder sogar schädigenden Bewegungen zustande. Im Gegen-

teil, durch das dauernde sanfte Reizen der Rezeptoren an der physiologischen Beweglichkeitsgrenze sind aktiv-dynamische Dehnungen zur sportlichen Vorbereitung eher geeignet als statische Dehnformen. Die wenigen wissenschaftlichen Untersuchungen über die Effektivität verschiedener Dehntechniken zeigen eine Überlegenheit der dynamischen Techniken in der sportlichen, aber auch in der physiotherapeutischen Anwendung.[19, 20, 22–24, 29, 30, 35, 38, 39, 44, 92–94, 97, 101]

Beim dynamichen Dehnen werden am Bewegungsende kleine rhythmische Bewegungen ausgeführt. Empfohlen wird diese Dehntechnik beim Vordehnen und beim Beweglichkeitstraining.

Anspannungs-Entspannungs-Dehntechniken

Das postisometrische Dehnen ist eine Unterform des passiv-statischen Dehnens. Diese Technik setzt eine isometrische Anspannung der Muskulatur vor die Dehnphase und stammt aus der Physiotherapie. Sie hat viele verschiedene Namen; die geläufigsten sind Anspannungs-Entspannungs-Dehnen (AED) und Contract-Hold-Relax-Stretching (CHRS). Ein bekannter Verfechter dieser Form ist Sölveborn (1983), der diese von ihm „erfundene" Methode als das eigentliche Stretching bezeichnet.

Über die Intensität und die Zeitdauer der isometrischen Anspannung herrscht Uneinigkeit. Das Spektrum reicht von einer maximalen über eine mäßige bis zur leichten isometrischen Kontraktion.[18–20, 29, 31] Die darauf folgende Entspannungsphase sollte nach Sölveborn nicht länger als 3 Sek. dauern, andere Autoren empfehlen 5 bis 10 Sek.[18–20, 29, 31] Auf die Zeitspanne danach, in der der Muskel in einer passiv-statischen Dehnposition gehalten werden sollte, und die damit verbundene Problematik wurde im letzten Kapitel eingegangen.

Die Vorteile dieser Form des Dehnens sollen darin liegen, dass unmittelbar nach der isometrischen Kontraktion die Muskelaktivität vermindert sei und somit der Dehnung weniger Gegenspannung entgegengesetzt werde. Durch die Spannungserhöhung in der Sehne komme es zu einer autogenen Hemmung, verbunden mit einer Entspannung des Muskels.

Aufgrund verschiedener Arbeiten[85–87] lässt sich vermuten, dass die motorische Erregbarkeit nach einer maximalen Kontraktion tatsächlich kurzzeitig geringer ist. Von entscheidender Bedeutung ist dabei, wie lange diese Hemmung bestehen bleibt. Einige Wissenschaftler sprechen von 100 bis 200 ms, andere machen die Zeitdauer der maximalen Hemmung bei 0,1 bis 1 Sek. fest[85–87]. Diese Tatsache zeigt, dass die Zeitdauer der Muskelhemmung sehr kurz ist und eventuell von einer gesteigerten Muskelerregbarkeit abgelöst wird. Inwieweit in der Praxis des Dehnens diese autogene Hemmung nach maximaler Kontraktion nutzbar ist und einen zusätzlichen Gewinn darstellt, ist unklar.

Bisher ist auch nicht bekannt, bei welcher Intensität der Spannung die autogenen Hemmmechanismen einsetzen. Zudem sind die neurophysiologischen Vorgänge nicht vollständig geklärt.

In der Praxis wird das Anspannungs-Entspannungs-Dehnen im Beweglichkeitstraining empfohlen, es hilft unerfahrenen Dehnern zu spüren, wo die Dehnung und die Entspannung im Körper sein soll.

Intermittierendes Dehnen

Intermittierendes Dehnen wird im deutschsprachigen Raum unterschiedlich definiert. Teils wird es dem dynamischen Dehnen zugeordnet, teils wird es als eigene Dehntechnik betrachtet. Wir verstehen darunter, dass nach 5–9 Sekunden die maximale Dehnspannung verlassen und nach 2–3 Sekunden wieder eingenommen wird. Während dieser 2–3 Sekunden kann der gedehnte Muskel intensiv durchblutet werden. Empfohlen wird das intermittierende Deh-

nen hauptsächlich beim Nachdehnen, weil wir annehmen, dass die Durchblutungssituation des Muskels optimaler ist als beim statischen Dehnen. Genauere Untersuchungen fehlen noch.

Dehnen im Personal-Training

Diese Dehnform ist einerseits effizient, andererseits durch die Einwirkung von häufig schwierig zu kontrollierenden äußeren Kräften (Partner, Hilfsgerät) nicht unproblematisch. Der Sportler erreicht dabei die Dehnposition meist mit Hilfe eines Partners. Da dieser Partner den Dehnzustand der Muskulatur des Athleten, den er dehnt, nicht empfindet, weiß er nicht, wann die Dehngrenze definitiv erreicht ist. Das zusätzliche dynamische Arbeiten am Bewegungsende kann dem Sportler, der gedehnt wird, Schmerzen bereiten, und er reagiert mit einer Spannungserhöhung in der Muskulatur. Das dynamische Dehnen mit Partnerhilfe ist nur in ganz speziellen Situationen (sportliche Vorbereitung, Therapie) nötig und erfordert Vertrauen und Kompetenz der daran beteiligten Personen.

Gänzlich abzulehnen sind solche Techniken bei der Arbeit mit Kindern und Jugendlichen.

3.5 Welche Muskeln müssen gedehnt werden?

Bisher wurde die Muskulatur in so genannte tonische und phasische Muskeln unterteilt. Dies ist heute nicht mehr haltbar, weil sich die Muskulatur nicht nach ihrer Zusammensetzung verhält, sondern vor allem nach der Art, wie sie beansprucht wird. Die Beanspruchung hat im Alltag wie im Sport hauptsächlich mit den „Gewohnheiten" zu tun. Die Beweglichkeit, die Kraft, die Körperhaltung sind ein präziser Ausdruck der täglichen Anforderung und des Umgangs mit dem Körper. Dazu gehört auch das übermäßige Sitzen: Die Muskelansteuerung des monotonen Sitzens hat einen großen Einfluss, einerseits auf die Beweglichkeit, andererseits auf die Körperhaltung. Zusätzlich werden als Hobby Sportarten in Beugepositionen (Biking, Skifahren usw.) ausgeübt, welche die einseitigen Muskelansteuerungen des Sitzalltags noch verstärken. Dehnungen können diesem „Einseitigen" entgegenwirken. Damit sind dann auch die Körperbereiche festgelegt, die gedehnt werden müssen.

Das Ziel des Beweglichkeitstrainings im Sportbereich ist, die geforderte Beweglichkeit zu ermöglichen. Im Breitensport und Alltag gilt es, den Körper geschmeidig und die Gelenke gesund zu erhalten. Den alltäglichen, überwiegenden Beugehaltungen entgegenzuwirken ist eine wichtige zusätzliche Aufgabe. Die Ausgleichsbewegung „Gegenbewegung zur Beugehaltung" soll vor allem auf der neuralen Ebene wirken und dort die „Beugemuster" ausgleichen.

Passive Beugehaltung

Alltag heißt für die meisten Menschen sitzen. Die Muskelfunktionsgruppen der Beuger, der Innenrotatoren und häufig auch der Adduk-

toren sind jetzt konzentrisch angesteuert. Teils passiv, teils aktiv, je nach Sitzposition mehr oder weniger, über lange Zeit, monoton (Abb. 3.2).

Aktive Beugehaltung

Die Körperhaltung in Sportarten wie Laufsport- und Hockeyarten, beim Fußball, Rudern, Fahrradfahren, Skifahren usw. ist ebenfalls eine Beugehaltung. Die Beuger, die Innenrotatoren und häufig auch die Adduktoren, sind konzentrisch angesteuert, teils mehr, teils weniger, jetzt aktiv, über längere Zeit. Daraus ergibt sich eine Adaptation der Muskulatur an eine Beugehaltung. Bei Sportarten wie Leichtathletik und Bodenturnen braucht der Sportler auch die Fähigkeit zur Streckung und Überstreckung, was das Funktionsüberwiegen der Beugemuskulatur relativiert (Abb. 3.3).

Ausgehend von der aufrechten Haltung finden im Alltag üblicherweise die in Abb. 3.4 aufgelisteten Abweichungen/Ansteuerungen statt.

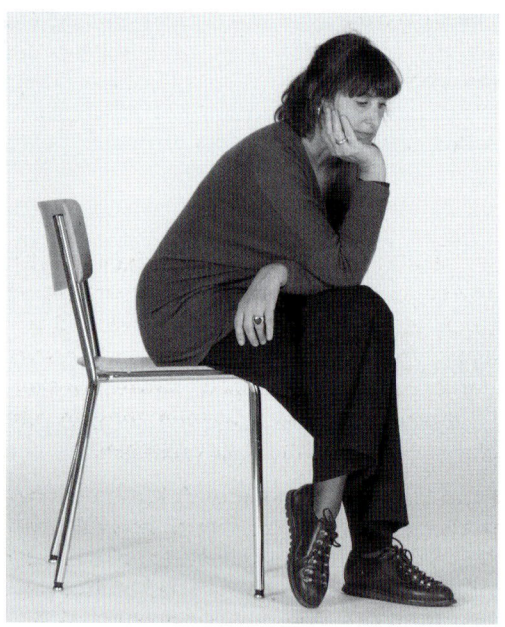

Abb. 3.2 Passive Beugehaltung beim Sitzen.

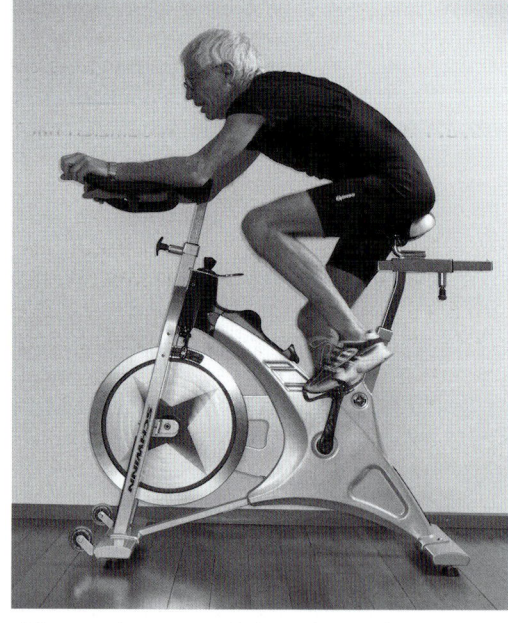

Abb. 3.3 Aktive Beugehaltung beim Biken.

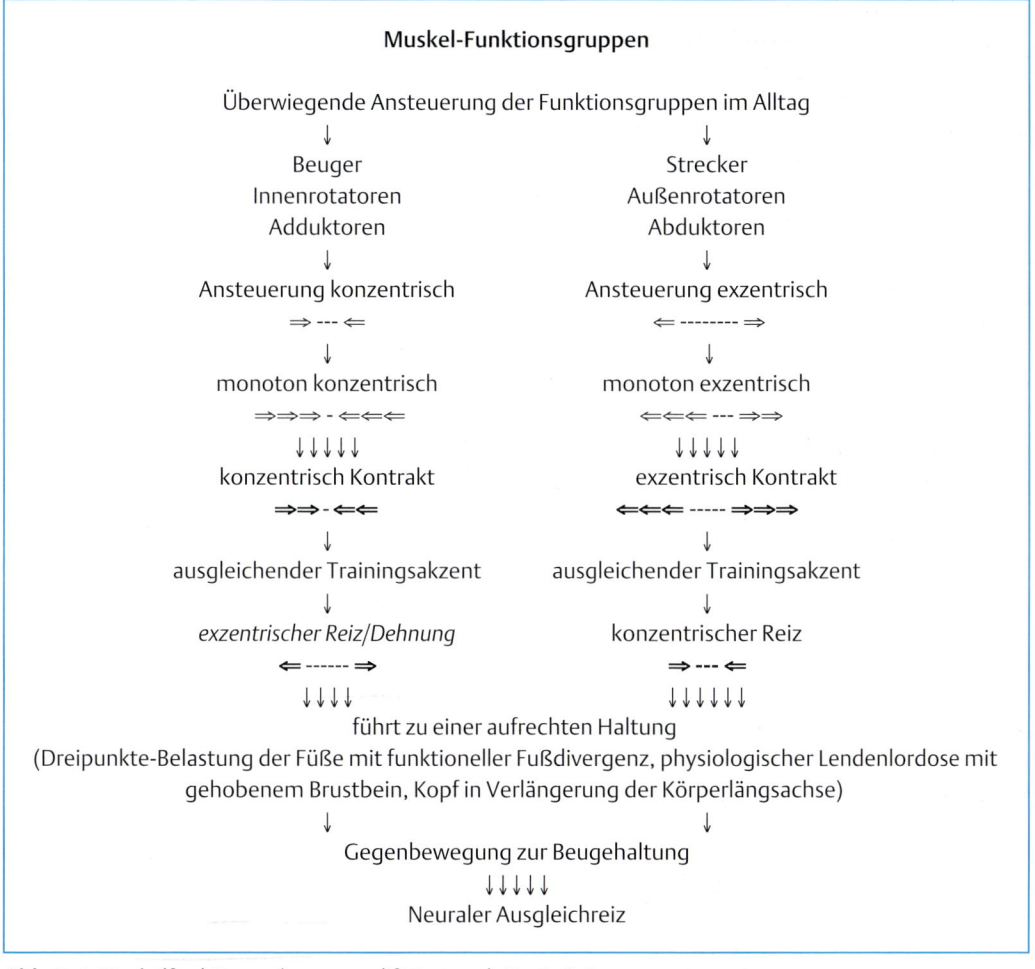

Abb. 3.4 Muskelfunktionsschema modifiziert nach Dr. A. Brügger.

Spezielle Ansteuerungsübung für diese Ausgleichsbewegungen ist die „Gegenbewegung zur Beugehaltung" (s. Kap. 6.3, S. 52). Der ausgleichende Trainingsakzent ersetzt nicht die eigentlichen Trainingsreize wie Kraft- oder Dehnübungen, sondern gilt in erster Linie als „neuraler Ausgleichsreiz" zu den Beugeansteuerungen.

Pflichtdehnbereiche

Für die unterschiedlichen Anwendungen haben wir nach dem obigen Modell „Pflichtdehnbereiche" definiert. Der Körper wird in so genannte Dehnbereiche aufgeteilt und nicht in einzelne Muskeln, weil einerseits ein einzelner Muskel sehr selten (wenn überhaupt) gedehnt werden kann, andererseits immer Funktionsgruppen sowie Muskelschlingen einbezogen werden müssen, um eine optimale Dehnung zu erreichen.

Beim Nachdehnen sind es 5 Pflichtdehnbereiche, zu denen Ergänzungen gewählt werden können, beim Beweglichkeitstraining (Stretchtraining) sind es 8 Pflichtdehnbereiche, zu denen ebenso Ergänzungen möglich sind.

Praktischer Teil

4 Technik, Sicherheit und Grundsätzliches beim Dehnen

Beckenpositionen

Beckenpositionen und Beckenbewegungen werden in den unterschiedlichen Trainingskulturen anders benannt. In diesem Buch sind einheitlich diese Bezeichnungen verwendet:

Becken neutral   Becken aufgerichtet   Becken gekippt

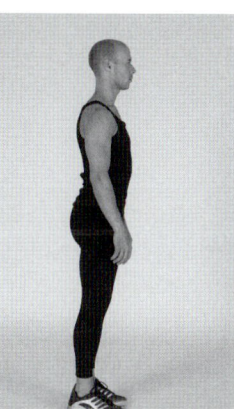 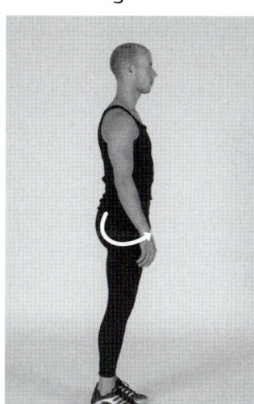 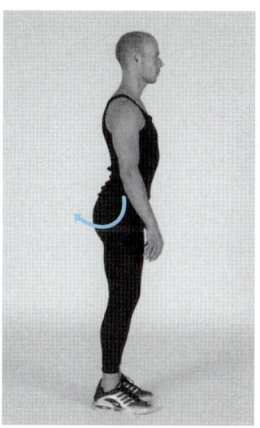

Abb. 4.1 a–c
Stehend

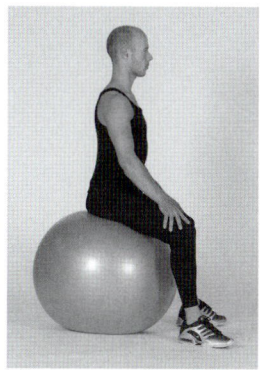 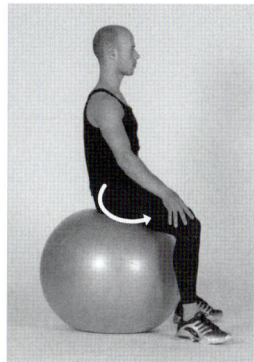 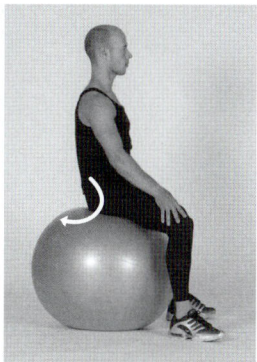

Abb. 4.2 a–c
Sitzend

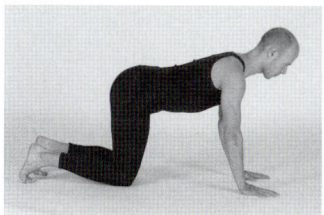 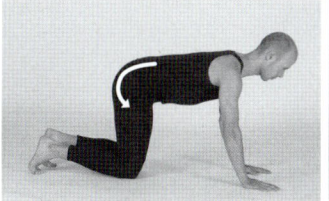 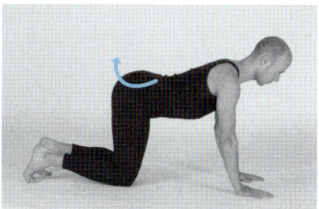

Abb. 4.3 a–c Vierfüßler

Becken neutral   Becken aufgerichtet   Becken gekippt

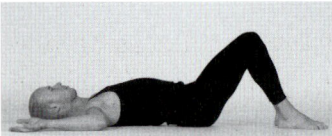 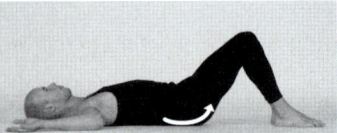 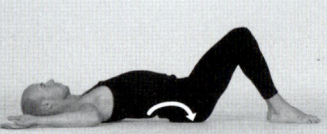

Abb. 4.4 a–c Liegend

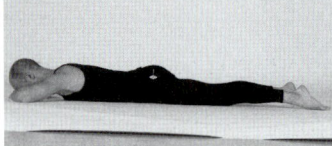 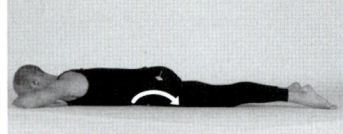 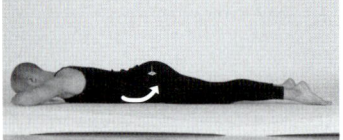

Abb. 4.5 a–c Liegend

Handpositionen

Wir platzieren die Hände grundsätzlich außenrotiert (Abb. 4.6 a), weil die innenrotierte Abstützung (Abb. 4.6 b) in der weiterlaufenden Bewegung Beugung und Adduktion bewirkt und die Streckung bremst.

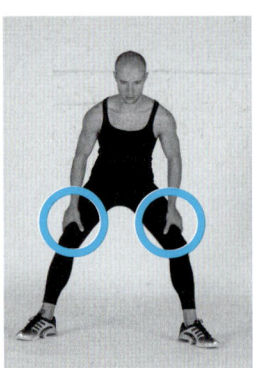 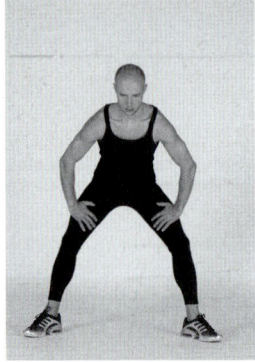

Abb. 4.6 a, b

Sicherheitsregeln

Stretching wird statisch oder kontrolliert dynamisch ausgeführt. So gibt es weder Schwung- noch Schlag-, sondern ausschließlich Zug- und Beugebelastungen. Um die Beugebelastungen zu vermeiden, arbeiten wir mit den folgenden Ausführungsempfehlungen. Alle weiteren Belastungen beim Dehnen sind, verglichen mit jedem anderen Training und jedem Bewegungsmangel, äußerst gering.

Belastung der Wirbelsäule beim Dehnen

Beugebelastungen sollen beim Dehnen so weit wie möglich vermieden werden. Die Muskulatur der Wirbelsäule ist im Alltag üblicherweise exzentrisch angesteuert, sie ist einfach zu dehnen (Strecker). Dehnungen in maximaler Beugung und/oder Verstärkung der Beugung der Wirbelsäule sind Bandscheiben belastend und sollen vermieden werden (Abb. 4.7 a–c). Die Beugefähigkeit der Wirbelsäule soll nicht verstärkt werden, erhalten wird sie durch Mobilisationen. Dehnungen in die Streckung, Seitneigung und Rotation (BWS) in korrekter Ausgangslage sind empfohlen.

Die Muskulatur entlang der Brustwirbelsäule ist im Alltag überwiegend exzentrisch angesteuert. Eine Dehnung der Muskulatur der Brustwirbelsäule ist einfach und üblicherweise unnötig.

Auch die Muskulatur der Lendenwirbelsäule ist im Alltag üblicherweise exzentrisch beansprucht. Die Tatsache, dass in diesem Teil oft Rückenschmerzen empfunden werden, ist nicht auf eine Verkürzung der Rückenstrecker entlang der LWS zurückzuführen. Diese Beschwerden können viele Ursachen haben (Abb. 4.7 a–c).

Häufig ist die Dehnung der Muskulatur der Lendenwirbelsäule gar nicht gewollt, sondern die Dehnung der rückwärtigen Oberschenkelmuskulatur wird falsch ausgeführt.

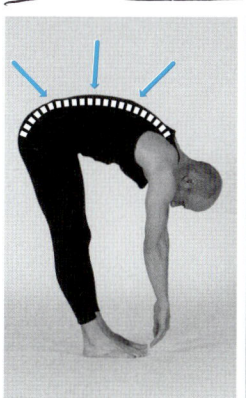 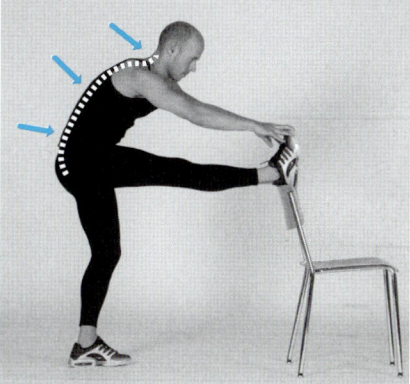 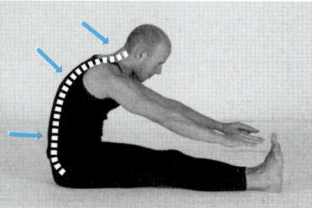

Abb. 4.7 a–c Die Wirbelsäule ist belastet.

Entlastung der Wirbelsäule

Die WS wird geschützt, indem der Oberkörper zuerst aufgerichtet, dann das Brustbein gehoben und anschließend das Becken leicht gekippt werden. Diese Streckung soll während der Dehnungen dynamisch stabil gehalten werden.

Das heißt nicht, dass nur noch mit gestrecktem Rücken gedehnt werden soll, sondern nur, dass Dehnungen in der maximalen Beugung vermieden werden sollen (Abb. 4.8 a–c).

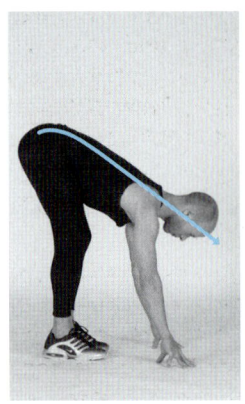 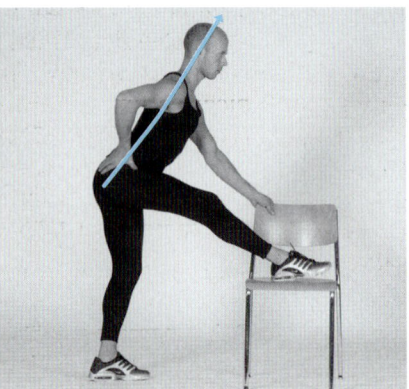 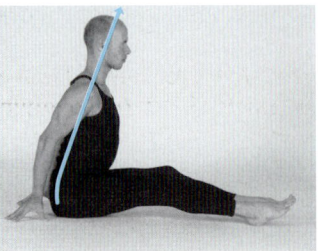

Abb. 4.8 a–c Die Wirbelsäule ist entlastet.

Verstärkung der Beckenkippung und Latissimus-Zug

Wenn der Rumpf mit einer dynamisch stabilisierten Streckung arbeitet, können sich die Dehnungsintensität und das Dehnungsgefühl verringern, da unter anderem ein schlechterer Hebel zur Verfügung steht.

Um die optimale Dehnungsintensität wieder herzustellen, empfehlen wir, mit der Armkraft zu arbeiten.

Die Beckenkippung soll durch Schieben mit den hinter dem Becken platzierten Händen unterstützt werden (Abb. 4.9).

Bereits bewegliche Dehner können die Hände neben den Oberschenkeln auf den Boden pressen und sich mit dem Latissimus nach vorne ziehen (Abb. 4.10). Der Oberkörper und das Becken werden vom M. latissimus und weiteren Rückenmuskeln nach vorne gezogen.
Achtung: Den Oberkörper *nicht* nach unten in Beugehaltung ziehen.

Diese Technik kann mit oder ohne Hilfsmittel ausgeführt werden. Empfohlen werden Handtücher und andere zugfeste Materialien (Abb. 4.11). Therabänder und andere elastische Gewebe eignen sich wegen der schlechten Kraftübertragung nicht.

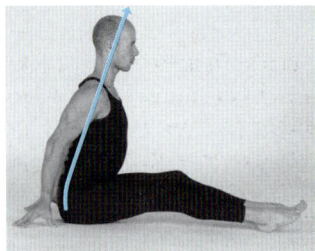 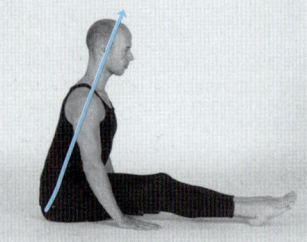 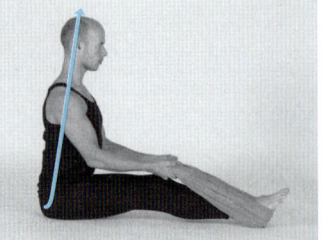

Abb. 4.9 Beckenkippung mit Hilfe der Hände.

Abb. 4.10 Der Latissimus-Zug: die Hände auf den Boden pressen und dazu den Körper nach vorne ziehen.

Abb. 4.11 Beckenkippung mit Hilfe des Handtuchs.

Zugspannung auf den Nerven

Dehnpositionen in langen Muskelketten führen automatisch zu Zugspannung der beteiligten Nerven. Wir empfehlen diese Dehnpositionen nur kurz zu halten (3 bis 5 Sekunden). Macht sich im Verlauf der Dehnung ein Kribbeln bemerkbar, sollte die Dehnposition für ein paar Sekunden aufgelöst und anschließend wieder eingenommen werden (Beugepositionen abstützen).

Zu vermeiden

- Beugungen ohne Abstützung
- hochgezogene Schultern
- Knick in der Halswirbelsäule
- angehaltene Atmung – Pressatmung
- übermäßiges Forcieren

Verletzungsprävention

Um Verletzungen zu vermeiden, muss darauf geachtet werden, dass der Körper vor intensiven oder schnellen Dehnungen gut aufgewärmt ist, dass die Dehnpositionen physiologisch und funktionell sind und dass keine maximalen Dehnreize in einen erschöpften Zustand gesetzt werden.

Allen Dehnungsübungen geht ein intensives Aufwärmen voraus. Bei kalten Temperaturen darf nur gedehnt werden, wenn durch genügend Kleidung die Körpertemperatur erhalten werden kann.

Das Aufwärmen gilt als Verletzungsprävention.

Intensität und Schmerzempfinden

Kein Trainingseffekt ohne Trainingsreiz – Schonung ergibt keine Wirkung!

Um die Beweglichkeit zu verbessern, müssen Dehnreize mit hoher Intensität gesetzt werden. Das Dehngefühl darf sich sehr intensiv anfühlen, bis hin zu einem angenehmen Schmerz, sonst kommt es nicht zu einem ausreichenden Trainingsreiz und somit zu keiner Anpassung. Natürlich geht es dabei nicht darum, unter unangenehmen Schmerzen oder sogar über die Schmerzgrenze hinaus zu dehnen. Blockiert das Schmerzempfinden die Atmung, ist der trainingswirksame Bereich überschritten.

Sportler mit einer antrainierten Beweglichkeit haben ihr Nervensystem an diesen Dehnungsreiz gewöhnt und empfinden Dehnungen als angenehm, sie haben eine hohe neurale Toleranz gegenüber den Dehnreizen. Denjenigen, die nur selten dehnen, ist ein Dehnungsschmerz oft zu intensiv und unangenehm, weil ihr Nervensystem viel empfindlicher auf den Dehnungsreiz reagiert.

Ein intensiver Dehnreiz ist trainingswirksam und kein Zeichen einer Verletzung, es sei denn, dass Muskulatur oder ein beteiligtes Gelenk bereits verletzt sind.

Um die Beweglichkeit zu erhalten, reichen Dehnreize in einer mittleren und niedrigen Intensität.

Atmung bei Nachdehnen und Stretchtraining

In jeder Dehnposition werden eine tiefe Einatmungs- und eine langsame sowie tiefe Ausatmungsbewegung ausgeführt. Dazwischen kann ruhig im eigenen Rhythmus geatmet werden.

Die Atmung ist wahrscheinlich das wirksamste Mittel, um Entspannung zu ermöglichen und die Dehnungsspannung zu beeinflussen. Beide Atembewegungen, das Einwie das Ausatmen, sind beim Unterrichten gleich wichtig und wertvoll.

Die großen, tiefen Atembewegungen kräftigen die Atemmuskulatur und können das Atemvolumen vergrößern.

Während des Trainings können weitere Atmungsanweisungen – Techniken, Ideen und Vorstellungen – gegeben werden.

Ideen für die Arbeit mit der Atmung:

- Die Ausatmung vor der tiefen Einatmung verstärken.
- Die Atmung am stärksten Punkt der Einatmung anhalten, die Spannung fühlen und anschließend langsam und bewusst ausatmen.
- Die Atmung mit der Vorstellungskraft in den Dehnungsbereich fließen lassen.
- Bei der Ausatmung die Dehnungsspannung durch den Körper strömen lassen.
- Die Atmung in bestimmte Körperbereiche bringen.
- Die Einatmung verstärken.
- Die Ausatmung verstärken.
- Lachen, kichern, seufzen.

Voraussetzungen

Dauer

Beim Vordehnen sollte man die Übungen nicht länger als 10 Sek. ausführen.

Beim Nachdehnen und beim Stretchtraining kann die Dehnungsposition zwischen 10 und 90 Sek. ausgeführt werden. Auf genaue Sekundenangaben beim Nachdehnen und dem Stretchtraining wird bewusst verzichtet. *Innerhalb dieser 90 Sek. wird erst die neurale Toleranz vergrößert, dann finden visco-elastische Verformungen statt.*

Wie lange eine Dehnung dauern sollte, ist von den Teilnehmern, der Übung und der Dehnanwendung abhängig. Der Trainer kann und soll das auf Grund seiner Erfahrung entscheiden.

Ruhe

Ruhe während eines Trainings ist nötig, um introvertiert arbeiten zu können, das bedeutet, man sollte sich nur nach der Körper-

wahrnehmung richten. Die Bewegungsabläufe sollen auswendig ausgeführt werden können, damit die ganze Konzentration und Energie für die Körperwahrnehmung, das Loslassen und Dehnen zur Verfügung stehen.

Entspannung

Die Fähigkeit, sich willentlich entspannen zu können, ist für das Dehnen und die Regeneration sehr wichtig. Je einfacher und schneller sich jemand entspannen kann, desto besser kann er Dehnungsschmerz vermindern, den Bewegungsradius vergrößern (ausgenommen bei pathologisch bedingten Schmerzen) und sich erholen.

Wirksamkeit

Hinsichtlich ihrer Wirksamkeit konnte zwischen den verschiedenen Dehntechniken kein signifikanter Unterschied festgestellt werden. Die Effizienz der Dehnungsübungen hängt nicht von der angewandten Dehnmethode, sondern vor allem von der *Qualität* ihrer Ausführung ab, nämlich von

- der Präzision,
- der Intensität,
- der regelmäßigen Ausführung.

Hilfsmittel

Um die Präzision und die Intensität beim Dehnen zu gewährleisten, ist es wichtig, mit Hilfsmitteln zu arbeiten (Abb. 4.12).

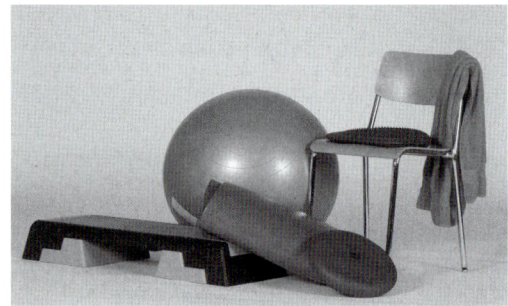

Abb. 4.12 Hilfsmittel

Ein unverzichtbares Hilfsmittel ist das Handtuch (Abb. 4.13). Die Arbeit mit ihm erlaubt uns, intensiv zu dehnen, ohne gleichzeitig die Hals-, Schulter- und Bauchmuskulatur zu verspannen.

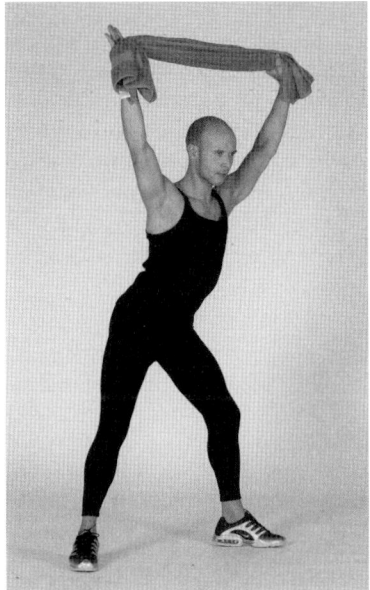

Abb. 4.13

In der Halle und im Freien stehen Gegenstände zum Abstützen zur Verfügung (Abb. 4.14). Draußen eignet sich eine Parkbank mit den zwei unterschiedlich hohen Abstützungsflächen perfekt für das Nachdehnen.

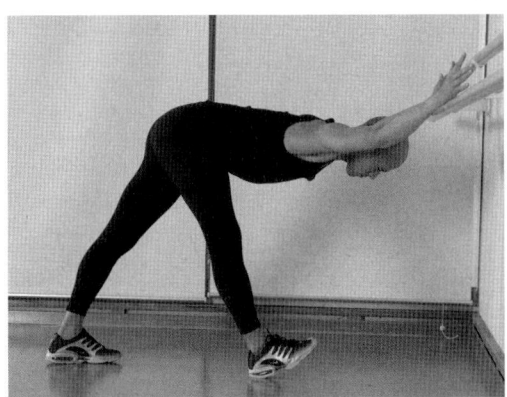

Abb. 4.14

Das Sitzen auf einem Sitzball-Kissen, einem Ball-Keilkissen (Abb. 4.15) oder einer zusammengerollten Matte erhöht das Becken und entlastet den M. quadriceps femoris. Dies wiederum erleichtert die Beckenkippung und ermöglicht das Aufrichten des Oberkörpers.

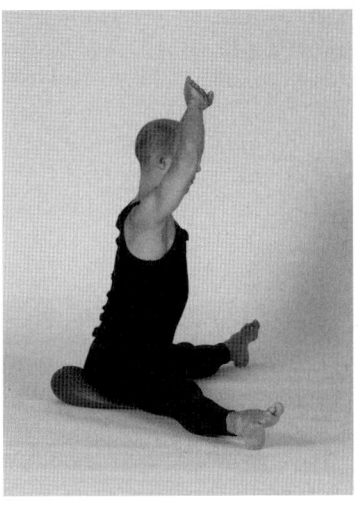

Abb. 4.15 Sitzen auf Sitz-Keilkissen.

Der große ABS-Ball eignet sich ausgezeichnet für die völlig entlastete Streckung und Beugung der WS (Abb. 4.16).

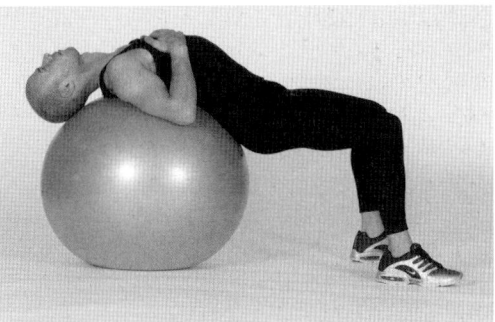

Abb. 4.16 Beugung und Streckung über den großen Ball.

Da in den meisten Fitnesscentern Steps vorhanden sind, können sie, abgesehen von originellen Step-Nachdehn-Choreographien,

gut in alle Dehneinheiten einbezogen werden (Abb. 4.17).

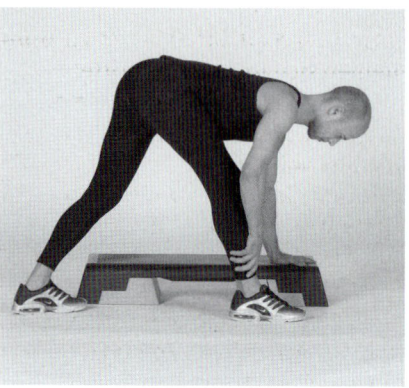

Abb. 4.17 Dehnposition mit Step.

Stühle und Hocker eignen sich gut zum Dehnen, achten Sie darauf, dass das Hüftgelenk
über dem Kniegelenk liegt (Abb. 4.18). Ist der
Hocker zu tief, die Position mit Keil-Sitz-Kis-
sen oder ähnlichem verbessern.

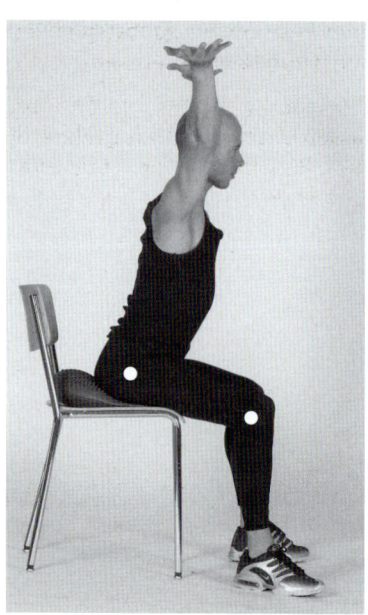

Abb. 4.18 Dehnposition auf Hocker oder Stuhl.

Werden Dehnungen an der Wand ausgeführt, kann während der Dehnung wunderbar entspannt werden (Abb. 4.19).

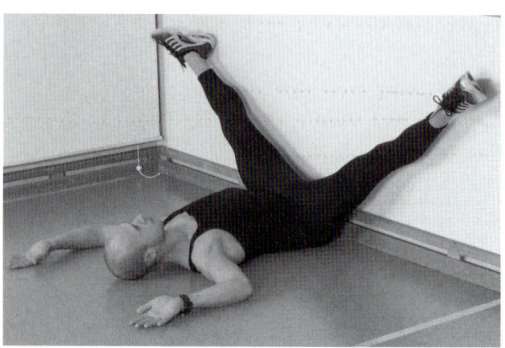

Abb. 4.19 Dehnposition an der Wand.

Methodik

Empfohlene Dehntechniken in der Anwendung

Aktives – passives Dehnen
Immer wenn die Dehnung durch die Kraft
des Antagonisten erreicht wird, ist die Dehnung aktiv. Alle anderen Dehnungen sind
passiv.

Dynamisches Dehnen
Empfohlen werden kleine, rhythmische Bewegungen am Bewegungsende. Je nach
Sportart wie Tanz oder Kampfsport dürfen
auch große Schwungbewegungen ausgeführt
werden.

Statisches Dehnen
Progressiv-statisches Dehnen
Die Dehnposition einnehmen und wenn die
Dehnintensität nachlässt, nachsinken. Diese
Dehntechnik wird vor allem erfahrenen Teil-
nehmern mit einer mittleren bis guten
Beweglichkeit für das Stretchtraining emp-
fohlen.

Bewegt-statisches Dehnen
Die Dehnposition einnehmen, alle 5–7 Sekunden den Gelenkwinkel verändern und so
andere Muskelfaseranteile erreichen. Diese
Dehntechnik eignet sich ausgezeichnet für
das Nachdehnen.

*Anspannungs-Entspannungs-Dehnen
(AED – CHRS)*

Die Dehnungsposition einnehmen, den Dehnreiz wirken lassen, eine Gegenspannung aufbauen (ca. 10 Sek.), Gegenspannung lösen, in die maximale Dehnung hinein sinken. Eignet sich gut für Sportler oder Teilnehmer mit wenig Dehnerfahrung während des Stretchtrainings.

Intermittierendes Dehnen

Die Dehnposition einnehmen, den Dehnreiz 5–9 Sekunden wirken lassen, die Dehnung wieder auflösen, nach 2–3 Sekunden die Dehnposition wieder einnehmen und den Dehnreiz wirken lassen, mehrmals wiederholen. Diese Dehntechnik eignet sich gut für das Nachdehnen, besonders dort, wo man nicht bewegt-statisch dehnen kann wie z. B. beim vorderen Oberschenkel.

Übungsabfolgen

Die Reihenfolge, in der die Pflichtdehnbereiche gedehnt werden, ist beliebig. In einer Aerobic-Lektion soll das Nachdehnen choreografisch umgesetzt werden. Im Fitness- oder Sportbereich soll der Ablauf ruhig und durchdacht sein. Die Übungen müssen für die jeweiligen Teilnehmer optimal ausgewählt werden. Sie müssen den unterschiedlichen Bewegungskulturen und den Fähigkeiten der Teilnehmer entsprechen.

Arbeitsweise beim Nachdehnen und im Beweglichkeitstraining

Um Ruhe und Klarheit ins Dehnen zu bringen, empfehlen sich folgende Schritte:

1. Korrekte Position einnehmen – Dehntechnik wählen
2. Aufmerksamkeit und Konzentration in die Dehnungsbereiche bringen
3. Tiefe Einatmung – langsame, bewusste Ausatmung
4. Je nach gewählter Dehntechnik bewegen, nachsinken, nachziehen, die Konzentration vertiefen
5. Kontrollierter, geführter Übergang zur nächsten Übung

Übergänge

Die Stretchingübungen selbst werden sehr ruhig und konzentriert ausgeführt. Die Übergänge von einer Position zur nächsten sollen kraftvoll, geführt und kontrolliert sein.

Unpräzise oder zu langsam ausgeführte Übergänge lassen einen Stretchingablauf in Einzelteile zerfallen oder eine „schwere" Stimmung aufkommen.

5 Dehnanwendungen

Drei Dehnanwendungen werden für das Training empfohlen:

1. Vordehnen, um den Körper auf maximale Bewegungsradien vorzubereiten;
2. Nachdehnen, um die Beweglichkeit zu erhalten und aktiv zu regenerieren;
3. Stretchtraining, um die Beweglichkeit zu verbessern.

Sportler/innen und Tänzer/innen, deren nachfolgende Leistung sehr große Beweglichkeit erfordert, können die Dehnpositionen auch länger als 10 Sek. ausführen, müssen jedoch danach schnellkraftverbessernde Übungen ausführen, wie z. B. Hüpfen, schnelles Knieheben usw.

5.1 Vordehnen

Für Sportler/innen und Tänzer/innen, welche in der nachfolgenden Leistung Bewegungen mit maximalem Gelenkradius ausführen, ist Vordehnen eine wichtige Dehnanwendung, um alle Systeme auf den benötigten Bewegungsradius vorzubereiten.

Finden in der anschließenden Leistung keine maximalen Bewegungsradien statt, darf man natürlich trotzdem vordehnen, wenn man das möchte. Dem Vordehnen geht ein gutes Aufwärmen voraus. Das Aufwärmen der Muskulatur und der Gelenke ist eine unverzichtbare Vorbereitung des Körpers auf eine Beanspruchung. Das Aufwärmen gilt als Verletzungsprävention.

Die Ausführungsempfehlung des Vordehnens

- Leistungsbezug:
  Es werden die Muskeln gedehnt, die anschließend maximale Bewegungsradien zulassen müssen.
- Keine Entspannung:
  Jede Position wird max. 10 Sek. ausgeführt.
- Intensität:
  Es sollen intensive Dehnreize gesetzt werden.
- Dehntechnik:
  Die Übungen werden mit der dynamischen Dehntechnik ausgeführt.

5.2 Nachdehnen

Nachdehnen ist ein unverzichtbarer Trainingsteil, um die Beweglichkeit der Teilnehmer zu erhalten. In der richtigen Intensität und mit der empfohlenen Dehntechnik ausgeführt, gilt es zusätzlich als wertvolle aktive Regeneration. Körper und Psyche können während des Nachdehnens aus der „Leistungsbereitschaft" in die „Erholungsbereitschaft" gebracht werden, was wiederum die Erholung optimiert.

Wurde im Training durch hohe Trainingsintensität Laktat angehäuft, soll dem Nachdehnen ein Cool-down (Auslaufen) vorausgehen.

Die Ausführungsempfehlung des Nachdehnens

- Körperhaltungsbezug:
  5 Pflichtdehnbereiche und -themen oder sportspezifische Ergänzungen.
- Mit Entspannung:
  Jede Übung kann zwischen 10 und 90 Sek. ausgeführt werden.
- Intensität:
  Mittlere bis sanfte Dehnintensität, immer im Verhältnis zur vorherigen Leistung. Je höher die vorausgegangene Leistung, desto sanfter soll nachgedehnt werden. Ein müder Körper ist verletzungsgefährdet.
- Dehntechnik:
  Bewegt-statisches oder intermitterendes Dehnen.

Nach Leistungskraftsport (Bodybuilding) wird ein anderes Dehnprogramm empfohlen. Leistungskraftsportler machen üblicherweise ein Split-Training, ihnen empfehlen wir dann ein „Split-Stretching". Es werden die Muskeln gedehnt, die nicht trainiert bzw. „gepumpt" wurden. Diese Empfehlung gilt nur für Training mit wenigen Wiederholungen unter hoher Last.

Von der in den letzten Jahren häufig gehörten Empfehlung, das Nachdehnen zeitlich 30–90 Minuten zu verschieben, raten wir ab. Es ist unrealistisch, dass ein Teilnehmer ca. 1 Stunde nach Abschluss seines Trainings dehnt, und wie sollten die Ausnahmeteilnehmer, die nachträglich tatsächlich dehnen, wissen, was sie wie dehnen sollen?

Die 5 Pflichtdehnbereiche des Nachdehnens

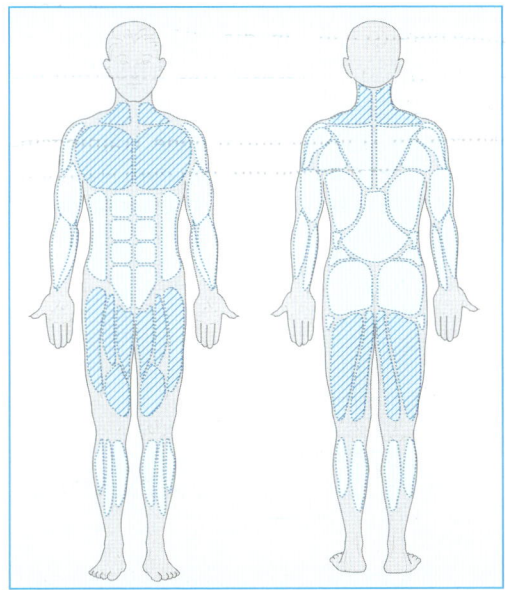

Abb. 5.1 Pflichtdehnbereiche des Nachdehnens:
1. Oberschenkelmuskulatur hinten
2. Oberschenkelmuskulatur vorne
3. Oberschenkelmuskulatur innen
4. Brustkorbmuskulatur vorne
5. Halsmuskulatur hinten und seitlich
   plus sportartspezifische oder themenspezifische Ergänzungen
   plus eine Gegenbewegung zur Beugehaltung

5.3 Das Stretchtraining

Das Ziel eines Stretchtrainings ist es, die Beweglichkeit zu verbessern.

Ein Stretchtraining kann wie das Nachdehnen als eine aktive Regeneration durchgeführt werden, als Ausgleich zu Stress und Leistungsdruck, sei dieser körperlicher, psychischer oder emotionaler Art.

Zusätzlich verbessert es das Körper- und Bewegungsbewusstsein, weil viele Bewegungen klein sind und ruhig und bewusst ausgeführt werden.

Stretchtraining kann die Atmung optimieren und die Konzentrationsfähigkeit steigern.

Wenn das Stretchtraining den unterschiedlichen Eigenschaften von Beuge- und Streckmuskulatur gerecht wird, wirkt es den neuromuskulären Dysbalancen der Beugehaltung entgegen.

Die Ausführungsempfehlung des Stretchtrainings

- Mehr Beweglichkeit im Kontext der aufrechten Haltung oder der Anforderung der Sportart:
  Die 8 Pflichtdehnbereiche plus Ergänzungen plus Gegenbewegung
- Mit Entspannung:
  Jede Position wird zwischen 10–90 Sek. gehalten.
- Intensität:
  Es werden hohe Dehnreize gesetzt.
- Dehntechnik:
  Es dürfen alle Dehnmethoden angewendet werden: aktiv, passiv, dynamisch, statisch, bewegt-statisch, intermittierend, AED usw.
- Trainingshäufigkeit:
  Ein Stretchtraining kann, je nach Trainingszustand, 3- bis 5-mal pro Woche ausgeführt werden.

Die 8 Pflichtdehnbereiche des Stretchtrainings

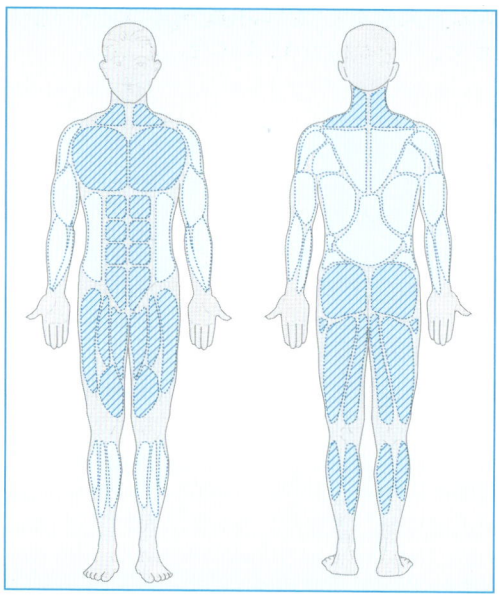

Abb. 5.2 Pflichtdehnbereiche des Stretchtrainings:
1. Oberschenkelmuskulatur hinten
2. Oberschenkelmuskulatur vorne
3. Oberschenkelmuskulatur innen
4. Brustkorbmuskulatur vorne
5. Halsmuskulatur hinten und seitlich
6. Bauchmuskulatur
7. Gesäßmuskulatur und darunter liegende Außenrotatoren
8. Wadenmuskulatur
   plus themen- oder sportartspezifische Ergänzungen
   plus Gegenbewegung zur Beugehaltung
   Option Tiefenentspannung

Vorgehensweise und Aufbau eines klassischen Beweglichkeitstrainings

Ein Stretchtraining kann als eigenes Training oder in Kombination mit einem anderen Training angeboten werden, wenn dieses in einer niedrigen bis mittleren Intensität durchgeführt wurde. Solche Kombinationen, wie z.B. „Tone and Stretch", „Walk and Stretch", „Technik, Stretch and Relax" usw., sind aus inhaltlicher wie aus wirtschaftlicher Sicht sehr empfehlenswert. Sie beinhalten mehr unterschiedliche Trainingsreize und

lassen sich deshalb einfacher und besser verkaufen als ein reines Stretch-Training.

Damit ein ruhiges, erholsames Beweglichkeitstraining gleichzeitig spannend und intensiv ist, müssen die Teilnehmer sprachlich gut unterstützt und geführt werden können.

Vorinstruktionen (Theorie)

Als Vorinstruktionen gelten alle Informationen zur Arbeitsweise, den Basistechniken, zur Atmung usw.

Aufwärmen

Der Körper muss vor dem Dehnen *immer* ca. 10 bis 30 Min. aufgewärmt werden. Während des Aufwärmens sollten keine Schlag-, Schwungbewegungen am Gelenkanschlag oder Beugebelastungen ohne Abstützung auf die Wirbelsäule ausgeübt werden. Mobilisationen werden sehr empfohlen.

In einer Kombinationslektion fällt ein zusätzliches Aufwärmen vor dem Dehnen weg.

Spezialthema (Praxis)

Die in der Vorinstruktion gegebenen Informationen können in diesem Teil unterrichtet und geübt werden.

Stretchingablauf

Es soll immer wieder der gleiche bzw. ein sehr ähnlicher Stretchingablauf unterrichtet werden, so dass die Teilnehmer die Übungen auswendig kennen und introvertiert, präzise und intensiv arbeiten können. Durch diese Wiederholungen erreichen wir ein differenzierteres Körperbewusstsein, eine feinere Körperwahrnehmung und ein intensiveres Spüren des Körpers.

Tiefenentspannung

Die so genannte Tiefenentspannungs- oder Körperwahrnehmungsübung gehört nicht zwingend zu einem Beweglichkeitstraining, ist jedoch sehr wertvoll. In diesem Trainingsteil werden unterschiedliche Techniken unterrichtet (z. B. Entspannungsübungen, Autogenes Training, energieharmonisierende Trancen, Meditationen, Body-and-Mind-Übungen usw.).

Aufrichten – Aufrollen

Speziell wenn eine Entspannungsübung ausgeführt wurde, muss sich die Sportlerin oder der Sportler aufrichten und wieder auf den eigenen Füßen stehen.

Gegenbewegung zur Beugehaltung

Jeder Stretchingablauf wird mit einer Gegenbewegung zur Beugehaltung, einer Streckung, angefangen und abgeschlossen.

Teil III

Die Übungen

6 Vorbereitende und ergänzende Übungen

6.1 Mobilisation der Wirbelsäule

Alle Mobilisationen in die Beugung und in die Streckung finden in einer sicheren, abgestützten Position statt. Die Handstellung ist nach außen rotiert, da durch die weiterlaufende Bewegung eine nach innen rotierte Handstellung sich auf das Schultergelenk und den Oberkörper auswirken und eine umfassende Streckung der BWS bremsen würde.

M1-A // Ausgangslage: Der Oberkörper ist abgestützt, die Wirbelsäule ist in einer neutralen Position.
M1-B // Die Wirbelsäule beugen, den Akzent in der BWS setzen, das Körpergewicht abgestützt lassen.
M1-C // Den Oberkörper gleichmäßig in eine Streckung bringen.
M1-A // Den Oberkörper zurück in die neutrale Position bringen.

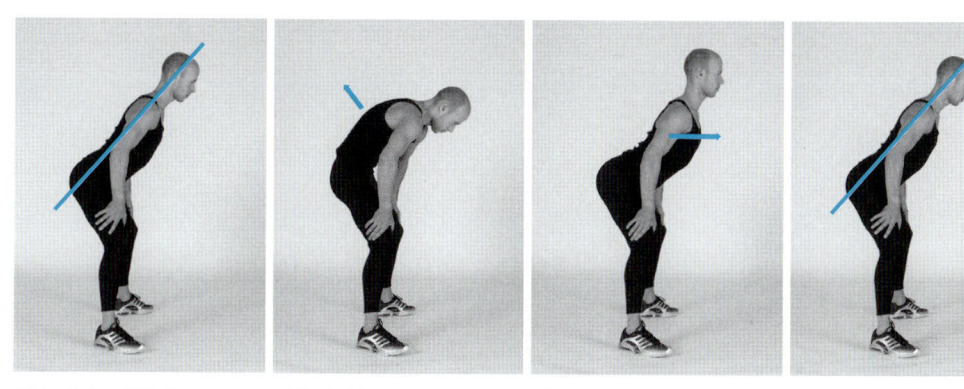

Abb. 6.1 a M1-A   Abb. 6.1 b M1-B   Abb. 6.1 c M1-C   Abb. 6.1 d M1-D

M2-A // Ausgangslage: Der Oberkörper ist abgestützt, die Wirbelsäule ist in einer neutralen Position.
M2-B // Die Wirbelsäule beugen, den Akzent in der LWS setzen, das Körpergewicht abgestützt lassen.
M2-C // Den Oberkörper gleichmäßig in eine Streckung bringen.
M2-A // Den Oberkörper zurück in die neutrale Position bringen.

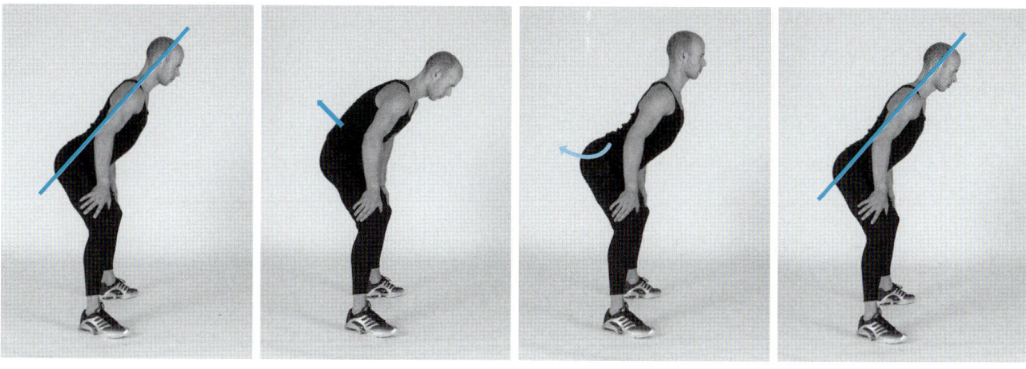

Abb. 6.2 a M2-A   Abb. 6.2 b M2-B   Abb. 6.2 c M2-C   Abb. 6.2 d M2-D

M4-A // Ausgangslage: Stehend die Hände auf dem Step abgestützt, die Wirbelsäule beugen.
M4-B // Die Wirbelsäule strecken.

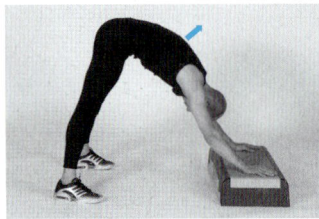 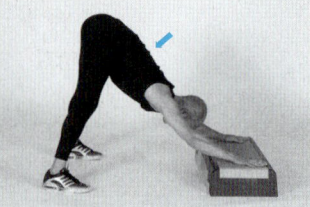

Abb. 6.3 a M4-A   **Abb. 6.3 b** M4-B

Als weitere Mobilisationspositionen eignen sich folgende Ausgangslagen, die Bewegung wird gleich ausgeführt wie oben

Der Vierfüßler   **Die Sumo-Position**   **Eine Hängebrücke mit Abstützung**

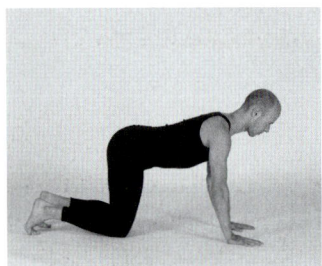 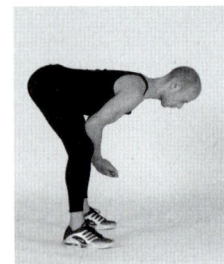 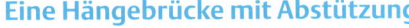 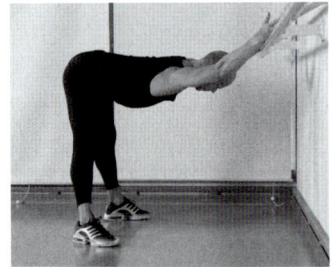

Abb. 6.4   **Abb. 6.5**   **Abb. 6.6**

6.2 Aufrichten oder Aufrollen?

Beide Möglichkeiten, den Oberkörper wieder in eine aufgerichtete Position zu bringen, können korrekt ausgeführt werden.

Aufrichten

A1-A - C // Das Aufrichten ist durch die Streckung der WS weniger bandscheibenbelastend. Auch die Tatsache, dass Kinder sich aufrichten und nicht aufrollen, lässt die Vermutung zu, dass diese Art des „Aufrechtwerdens" natürlicher ist.

A1-B // Mit einer Hand abstützen und von der Brustbeinhebung heraus die Streckung des Rumpfes initiieren.

A1-C // Die Streckung in die neutrale Rumpfposition findet nicht in einer horizontalen, sondern in einer diagonalen Position statt. Dort ist der Rücken gestreckt, das Brustbein gehoben, der Kopf befindet sich in der Verlängerung der Körperlängsachse und die Schulterblätter sind verankert. Der Oberkörper muss jetzt nur noch aufgerichtet werden.

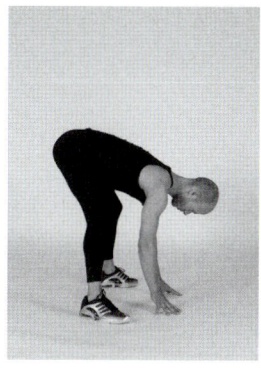
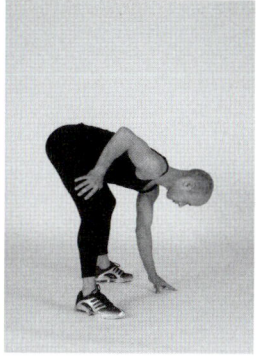
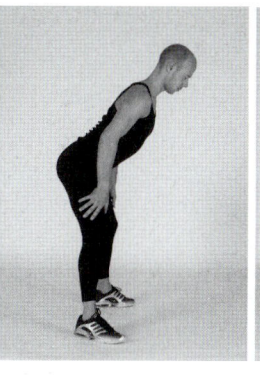
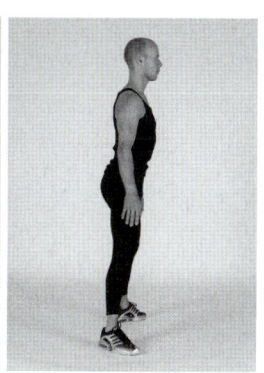

Abb. 6.7 a A1-A   **Abb. 6.7 b** A1-B   **Abb. 6.7 c** A1-C   **Abb. 6.7 d** A1-D

Aufrollen

Das Aufrollen ist eine im Tanz und in der Gymnastik übliche Art, sich in die aufrechte Haltung zu bringen. Die Bewegung ist, wenn das Körpergewicht nicht abgestützt ist, wirbelsäulenbelastend.

Ein Aufrollen ohne Abstützen wird nicht empfohlen.

A2-A+B // Das Körpergewicht ist immer entweder am Boden oder auf den Oberschenkeln abgestützt, Knie genügend beugen, so dass man sich erst am Boden und anschließend auf den Oberschenkeln gut abstützen kann. Dann wird die Wirbelsäule Wirbel für Wirbel aufgerollt.

A2-C+D // Um die weiterlaufende Innenrotations-Ansteuerung der Beugung wieder aufzulösen, werden am Schluss die Arme und Schultern in eine maximale Außenrotation gebracht und wieder losgelassen, das Brustbein bleibt gehoben. So dass sich das Schultergelenk wieder in eine neutrale Stellung begibt.

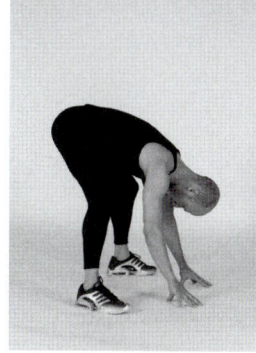
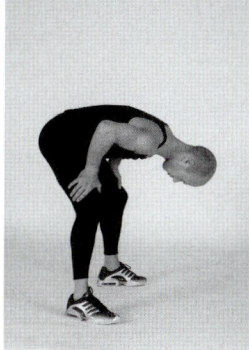
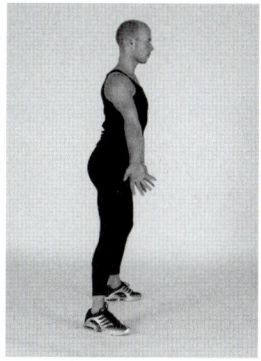
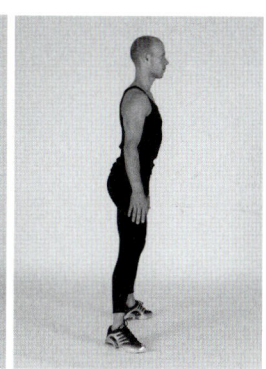

Abb. 6.8 a A2-A   **Abb. 6.8 b** A2-B   **Abb. 6.8 c** A2-C   **Abb. 6.8 d** A2-D

6.3 Gegenbewegung zur Beugehaltung

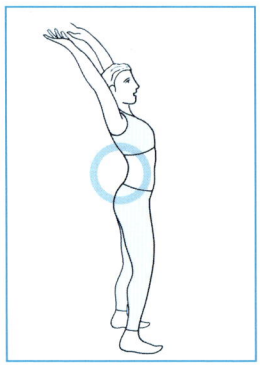

Abb. 6.9

Zu vermeiden

Die Übung wird immer in einer leichten Vorlage ausgeführt, so dass die WS nicht belastet ist. Die Überstreckung wird aus dem Brustkorb erarbeitet und zu einem gleichmäßigen Bogen in der WS geführt. Es soll kein Knick im LWS-Bereich entstehen.

Dass die Rückenmuskulatur auf diese Übung stark reagiert (Muskelkater), ist normal, da diese üblicherweise exzentrisch arbeitet und die intensiven konzentrischen Ansteuerungen nicht kennt. Klagen die Teilnehmer über Druck im LWS-Bereich, muss die Beckenarbeit überprüft werden. Das Becken wird nicht in die Kippung gepresst, die zentrale Stabilisation muss mit dem Transversus gehalten werden.

Aufbau der Gegenbewegung

G1-A // Ausgangslage: Stabile Grätschstellung einnehmen, den Thorax, das Brustbein heben, so dass eine natürliche Lendenlordose entsteht.

Die Arme vor das Lot, die Horizontalebene, bringen und intensive Außenrotationen ausführen, 4–8 Wiederholungen.

Die Außenrotation halten, anschließend die Schulterblätter senken und gleichzeitig das Brustbein heben, 4–8 Wiederholungen.

G1-B // Den Oberkörper in eine Vorlage neigen, nicht beugen, dann die Arme stark nach hinten und nach unten ziehen. Die Bewegung kann auch dynamisch ausgeführt werden. Atmen.

G1-C // Arme zurück nach vorne bringen, diagonal nach oben heben und die Schultern nach unten platzieren. Die Vorlage halten oder erneut einnehmen, jetzt die Arme nach hinten ziehen. Die Bewegung kann auch dynamisch ausgeführt werden. Atmen.

G1-D + E // Die Arme außenrotiert hinten mit einem maximalen Kreis nach unten bringen, auf den Oberschenkeln abstützen. Eine kleine Mobilisation nur in der LWS ausführen und anschließend den Körper aufrichten.

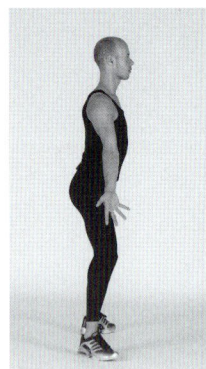 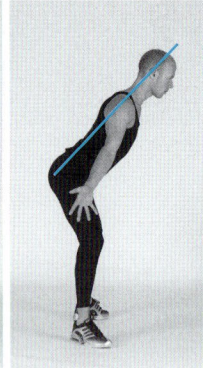 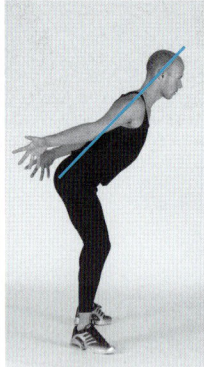 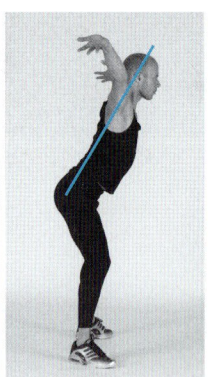 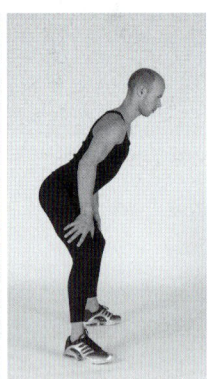

Abb. 6.10 a G1-A   **Abb. 6.10 b** G1-B   **Abb. 6.10 c** G1-C   **Abb. 6.10 d** G1-D   **Abb. 6.10 e** G1-E

Gegenbewegung im Ausfallschritt

G2-A,B,C,D // Diese Position wird als Grundposition ebenfalls empfohlen, sie ist ideal, um die Gegenbewegung mit einer Rotationsbewegung zu kombinieren. Der Aufbau bleibt der Gleiche wie oben, während der Gegenbewegung ist der Oberkörper in einer Vorneigung.

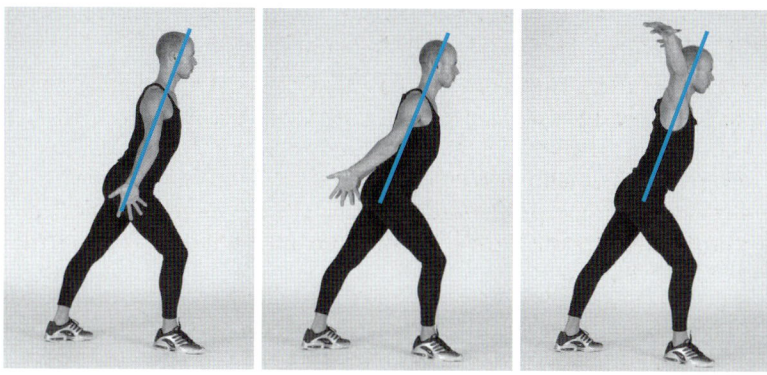

Abb. 6.11 a G2-A   Abb. 6.11 b G2-B   Abb. 6.11 c G2-C

G2-E,F // Die Rotation kann in der Vorneigung oder in der aufrechten Haltung ausgeführt werden. Der Kopf dreht sich mit der weiterlaufenden Bewegung in Richtung der Rotation.

G2-G // Die Außenrotationen lassen sich gut mit angewinkelten Armen ansteuern und trainieren.

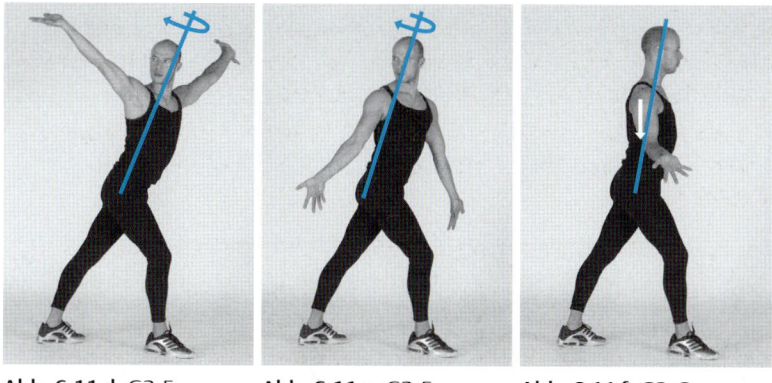

Abb. 6.11 d G2-E   Abb. 6.11 e G2-F   Abb. 6.11 f G2-G

Gegenbewegung Variante

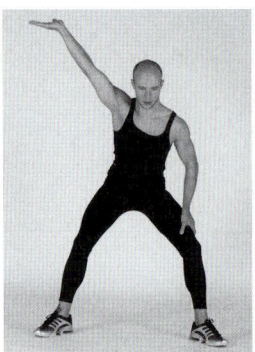 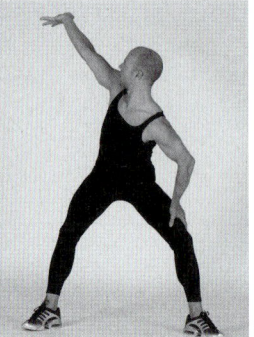 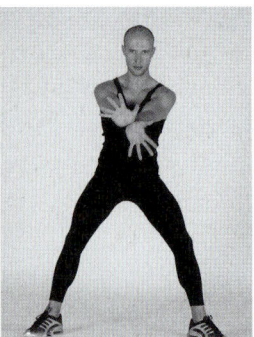 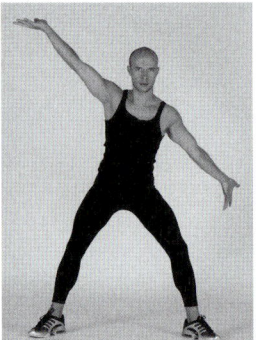

Abb. 6.12 a–d

Sitzende Ausführung

Diese Übung eignet sich ausgezeichnet als Bewegungspause im Büro und in der Schule.

Die Ausführung empfiehlt sich auch für Senioren-Lektionen, in denen überwiegend mit Stuhl gearbeitet wird, und für Lektionen mit dem ABS-Ball.

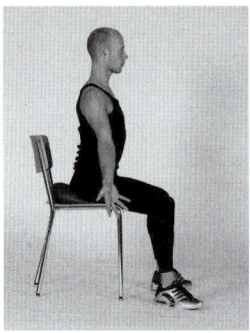 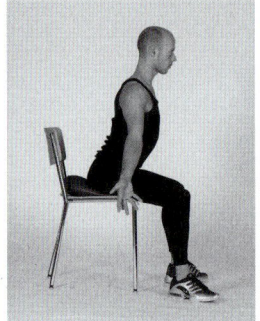 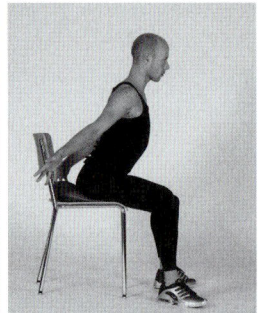 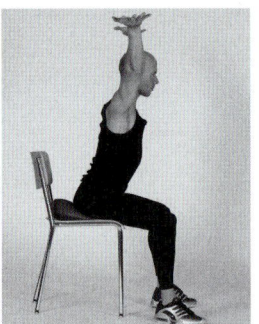

Abb. 6.13 a–d

Erweiterung in die Rotation

Aufbau wie oben. Der Kopf dreht sich mit der weiterlaufenden Bewegung in Richtung der Rotation.

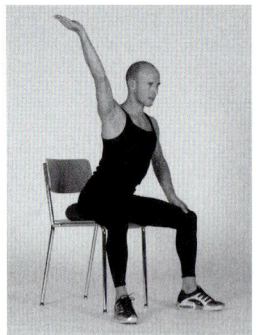 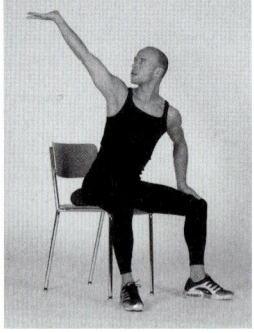

Abb. 6.14 a, b

7 Dehnungsübungen zu den verschiedenen Körperbereichen

Alle hier vorgestellten Übungen werden zur Ausführung empfohlen. Es muss aber immer überprüft werden, ob sich die gewählte Übung für die Teilnehmer eignet. Sie muss der Bewegungskultur, den Fähigkeiten und der bereits vorhandenen Beweglichkeit der Teilnehmer entsprechen.

7.1 Pflichtdehnbereich 1: Rückwärtige Oberschenkelmuskulatur

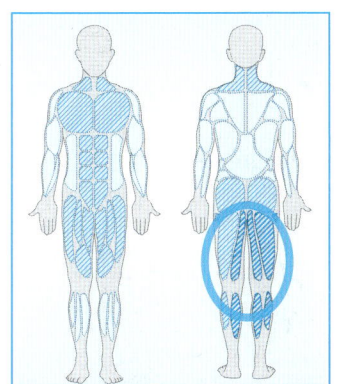

M. biceps femoris – zweiköpfiger Schenkelbeuger

M. semitendinosus – Halbsehnenmuskel

M. semimembranosus – halbhäutiger Muskel

M. adductor magnus – großer Oberschenkelanzieher

Abb. 7.1-1

Zu vermeiden

Bei der Dehnung der rückwärtigen Oberschenkelmuskulatur ist darauf zu achten, dass die Bandscheiben nicht belastet werden und die Dehnung nicht im Rücken-Becken-Bereich stattfindet. Beide Knie dürfen nicht überstreckt werden.

Des Weiteren soll der Ischiasnerv am Beginn der Dehnung „rausgenommen" werden. Wenn der Fuß angezogen wird (Flex) und das Knie gestreckt ist, ist der Ischiasnerv immer unter Zugspannung und die Dehnung kann im muskulär-bindegewebigen Bereich nicht oder nur ganz schlecht stattfinden.

Sämtliche gezeichneten Übungsvarianten sollen vermieden werden.

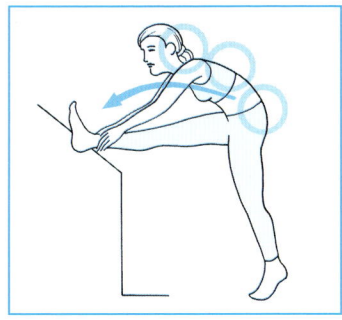

Abb. 7.1-2a

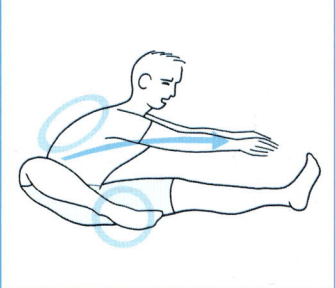

Abb. 7.1-2b

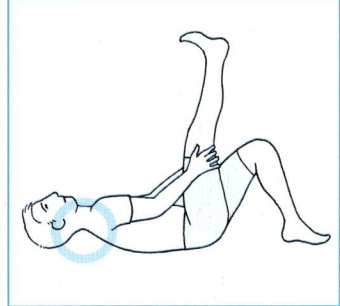

Abb. 7.1-2c

Zu tun

Um einen optimalen und umfassenden Dehnreiz zu setzen, wird die Dehnung des rückwärtigen Oberschenkels immer gleich aufgebaut.

Aufbau a, b, c //a: Ausgangslage: Das Spielbein ist leicht gebeugt, der Fuß entspannt. Dann wird der gestreckte Oberkörper nach vorne geneigt, bis die Dehnspannung gut spürbar ist, jetzt wird der Dehnreiz über die Beckenkippung verstärkt. In der Dehnposition kann keine „Hohlkreuz-Belastung" auf die Lendenwirbelsäule ausgeübt werden.

b: Als nächste Steigerung wird das Knie gestreckt, das Becken weiterhin kippen.

c: Als dritte Position darf der Fuß geflext werden, der Ischiasnerv kommt jetzt unter Zugspannung, dabei ist das Dehngefühl sehr intensiv. Diese Position wird nur kurz gehalten, die Flex-Bewegung kann aber 2- bis 3-mal wiederholt werden. In der Flex-Position wird nicht dynamisch gedehnt.

Dieser Aufbau gilt – wenn möglich – immer.

P1-1   (Abb. 7.1-3 a–c)

Übungsausführung wie oben beschrieben.

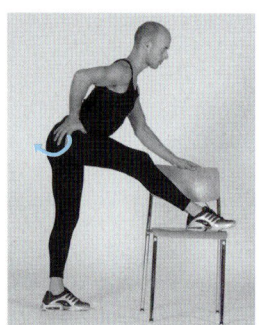 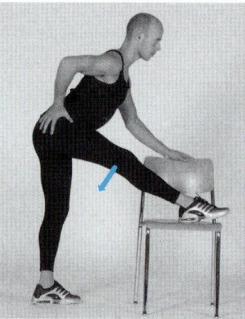 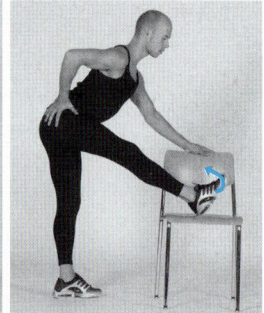

Abb. 7.1-3 a–c

P1-2   (Abb. 7.1-4 a–c)

Übungsausführung wie oben beschrieben.

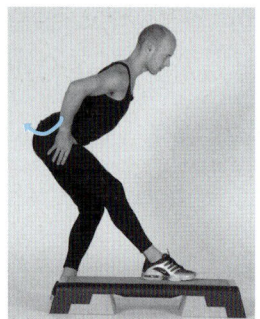 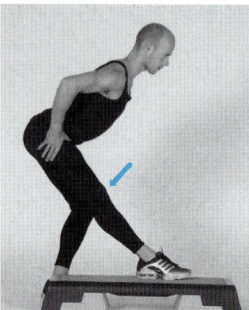 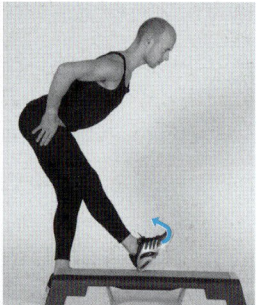

Abb. 7.1-4 a–c

P1-3: Aerobic-Variante (Abb. 7.1-5 a–c)

In dieser Ausgangslage ist es schwierig, hohe und präzise Dehnreize zu setzen.

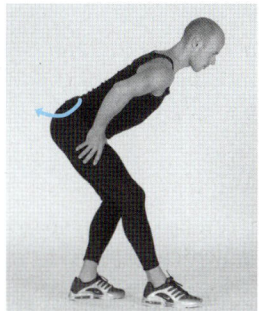 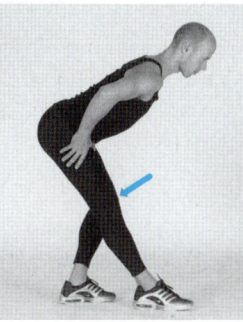 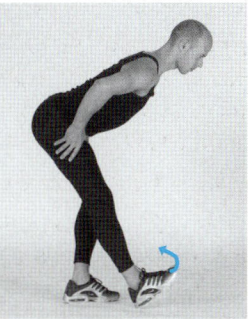

Abb. 7.1-5 a–c

P1-4: Sumo (Abb. 7.1-6 a, b)

Die Beckenkippung und die Lordosierung der LWS sind am Anfang ungewohnt und müssen erlernt werden. Der Oberkörper wird immer mit den Unterarmen auf den Oberschenkeln abgestützt.
Als weiterführende Übung eignet sich die Seitschiebung des Beckens (s. P3-1).

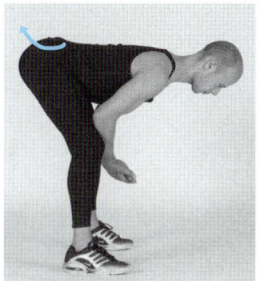 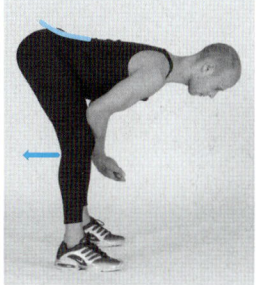

Abb. 7.1-6 a, b

P1-5 (Abb. 7.1-7 a–c)

Mit den Fingerspitzen die Balance unterstützen, der Rücken bleibt so gestreckt wie möglich. Die Fingerspitzen werden nur mit ganz wenig Gewicht belastet, die Rückenmuskulatur trägt das Gewicht des Oberkörpers.
Bei gekipptem und fixiertem Becken an eine Kniestreckung heranarbeiten, der Rücken bleibt gestreckt, der Kopf in der Verlängerung der WS.
Als weiterführende Übung eignet sich die Seitschiebung des Beckens (s. P3-1).

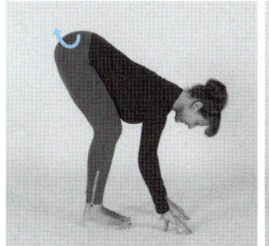 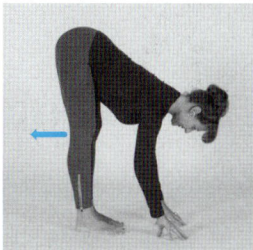 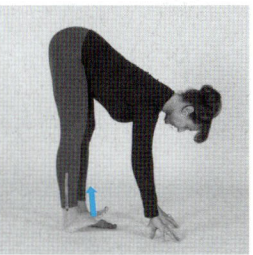

Abb. 7.1-7 a–c

P1-6   (Abb. 7.1-8 a, b)

Beine leicht außenrotiert, Hände weiter als schulterbreit auseinander.
Ausgezeichnete Kombination Ischio-Brustkorb-Dehnung, als Aufbau eignen sich Mobilisationen. Da während der Übung der Kopf tiefer als das Herz ist, die Übung der Situation angemessen auflösen.
Als weiterführende Übung eignet sich die Seitschiebung des Beckens (s. P3-1).

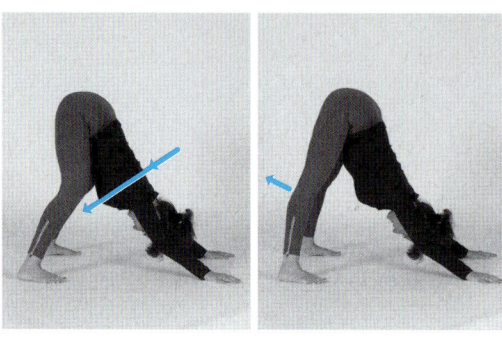

Abb. 7.1-8 a, b

P1-7: Variante mit Step   (Abb. 7.1-9 a, b)

Übungsausführung wie oben.

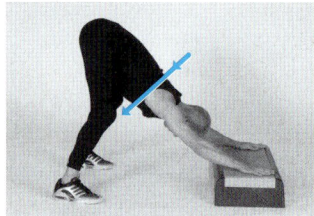 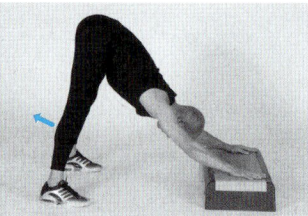

Abb. 7.1-9 a, b

P1-8: Hängebrücke   (Abb. 7.1-10 a, b)

mit Auflage, die etwa beckenhoch ist (z. B. Lehne einer Parkbank)
Die Übung als Kombination Ischio-Brustkorb-Dehnung gilt als Aufbaumöglichkeit bei wenig Beweglichkeit. Sie lässt sich ausgezeichnet im Freien durchführen. Übungsausführung wie oben.
Als weiterführende Übung eignet sich die Seitschiebung des Beckens (s. P3-1).

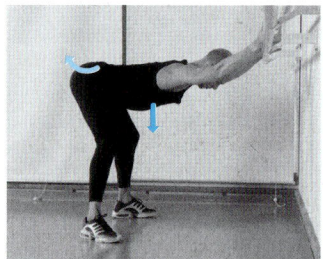 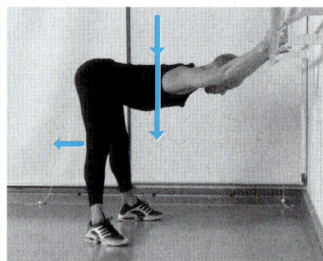

Abb. 7.1-10 a, b

P1-9   (Abb. 7.1-11 a–c)

Den Oberkörper abstützen, der Kopf ist in der Verlängerung der WS, über Beckenkippung und Brustbeinhebung Richtung Streckung arbeiten, so weit das geht. Fortgeschrittene dürfen das hintere Bein strecken. Übungsausführung wie oben.

Bei Personen mit Bluthochdruck sowie Seniorinnen und Senioren muss das Aufrichten langsam ausgeführt werden, weil in der Übung der Kopf tiefer als das Herz sein könnte.

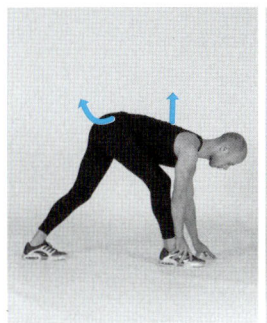 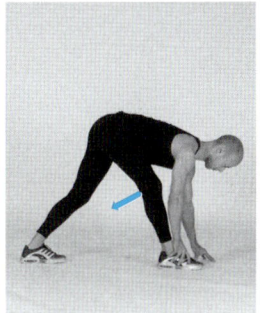 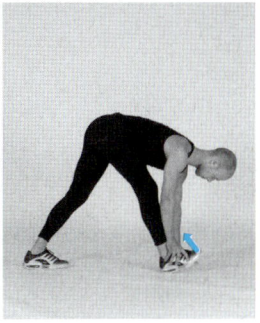

Abb. 7.1-11 a–c

P1-10: Variante mit Step   (Abb. 7.1-12 a–c)

Übungsausführung wie oben beschrieben.

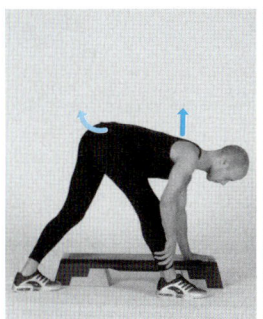 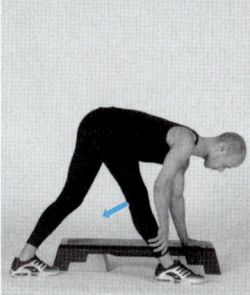 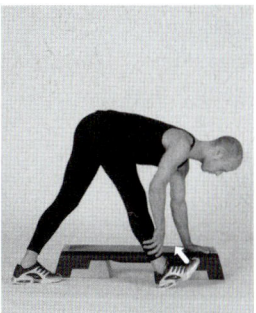

Abb. 7.1-12 a–c

P1-11   (Abb. 7.1-13 a–c)

Mit Auflagefläche, die etwa beckenhoch ist (z. B. Lehne einer Parkbank)
Die Übung als Kombination Ischio-Brustkorb-Dehnung gilt als Aufbaumöglichkeit bei wenig Beweglichkeit. Sie lässt sich ausgezeichnet im Freien durchführen.

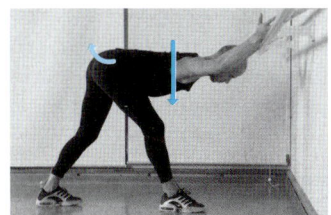 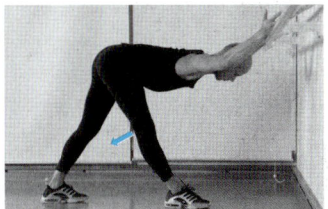 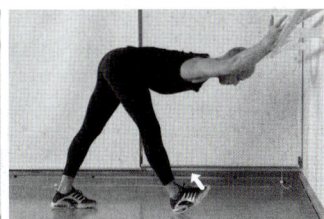

Abb. 7.1-13 a–c

P1-12: Zirkus   (Abb. 7.1-14 a–d)

Diese aktive Übung ist für Sportler und Tänzer geeignet, die ebenso viel Haltekraft wie Dehnung benötigen.
Die Übung erlaubt viele unterschiedliche Varianten wie: Spielbein gebeugt, Spielbein gestreckt, Rücken gestreckt, Rücken entspannt, Hände unter Schulter, Hände weit vorne usw. Als weiterführende Übung eignet sich die Übung P3-6.

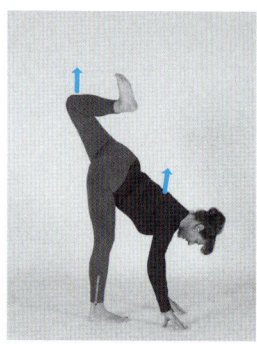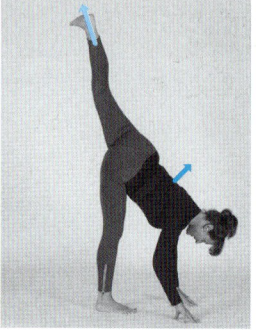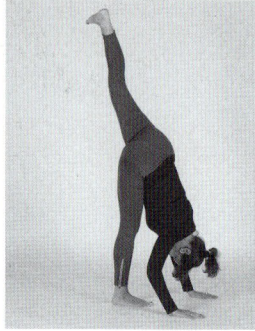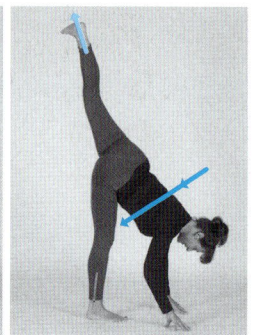

Abb. 7.1-14 a–d

P1-13: Zirkus – Variante mit Step   (Abb. 7.1-15 a, b)

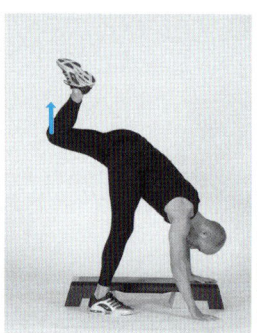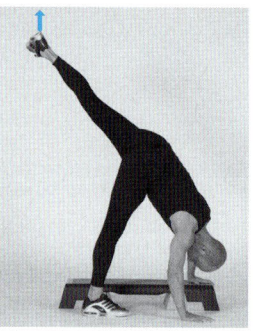

Abb. 7.1-15 a, b

P1-14   (Abb. 7.1-16 a–c)

Diese Übung ist für Anfänger gut geeignet, auch bietet sie eine ideale Ausgangslage, um den Spagat aufzubauen.
Oberkörper abgestützt, Rücken lang, Knie auf weicher Unterlage. Der hintere Oberschenkel sollte in einem 90°-Winkel zum Boden sein. Das hintere Bein auf weicher Unterlage.

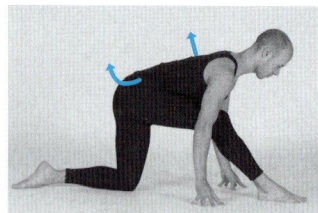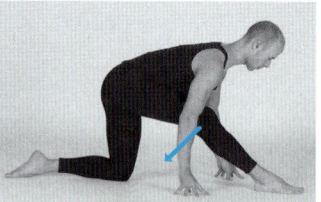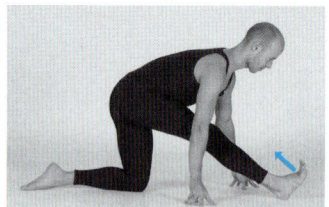

Abb. 7.1-16 a–c

Weiterführung Richtung Spagat

Der vordere Fuß wird Stück für Stück weiter vorne platziert, die Übungsausführung über das Becken bleibt gleich wie oben.

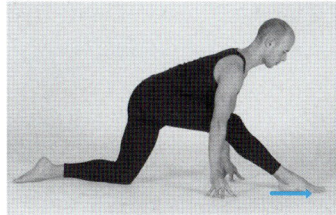 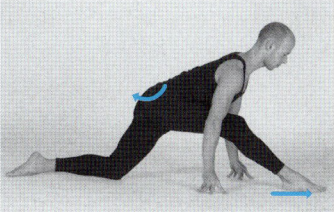

Abb. 7.1-16 d, e

Sitzende Übungen

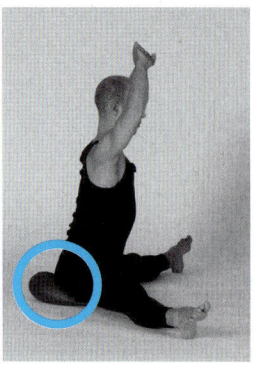

Solange die Teilnehmer nicht auf den Sitzbeinhöckern sitzen können, sollten sie entweder auf einem Ballkissen oder etwas Ähnlichem sitzen. Das erleichtert die Beckenkipppung und ist die einzige Möglichkeit, die Übung sinnvoll auszuführen.

Abb. 7.1-17

P1-15: Langsitz mit Handtuch   (Abb. 7.1-18 a–c)

Für Einsteiger oder noch unbewegliche Teilnehmer ist es sinnvoll, den Langsitz mit einem Handtuch als zusätzlichem Hilfsmittel auszuführen, um sich mit viel Arm- und Rückenkraft in die Dehnung hineinzuziehen. Übungsausführung wie oben.

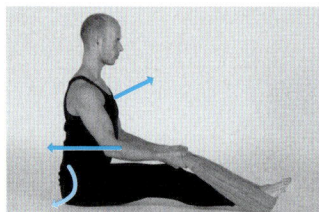 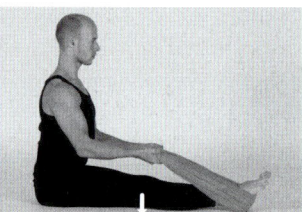 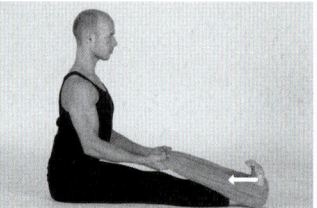

Abb. 7.1-18 a–c

P1-16: Langsitz mit Armschub   (Abb. 7.1-19 a–c)

Spezielles: Eine weitere Möglichkeit ist es, die Beckenkippung mit Armkraft, mit Hilfe der Hände hinter dem Becken aufzubauen und zu unterstützen.

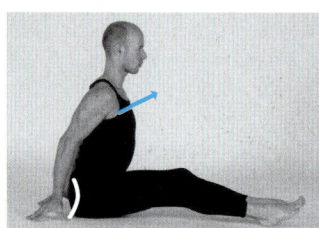 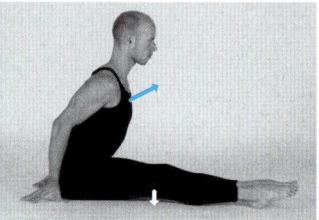 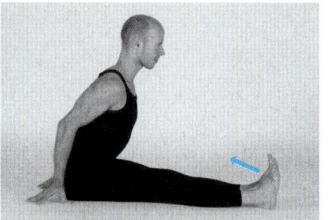

Abb. 7.1-19 a–c

P1-17: Langsitz mit Latissimus-Zug   (Abb. 7.1-20 a–c)

Bewegliche und fortgeschrittene Teilnehmer können die Dehnintensität mit dem „Latissi-mus-Zug" verstärken. Die Hände sind neben den Knien am Boden „festgeklebt", von dieser Verankerung aus zieht man sich in die Dehnung hinein.

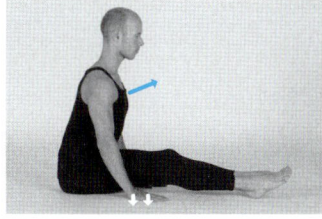 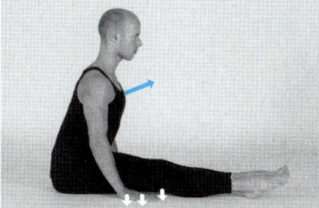 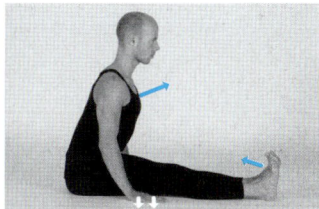

Abb. 7.1-20 a–c

Übergang/Entspannung   (Abb. 7.1-21 a, b)

In der Übergangsphase zur nächsten Dehnübung darf der Rücken entspannt werden, wenn er abgestützt ist. Die Beugung nicht mit Kraft verstärken und nur kurz (3–5 Sek.) halten.

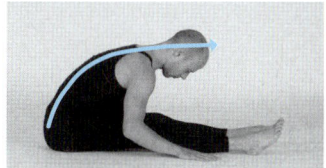 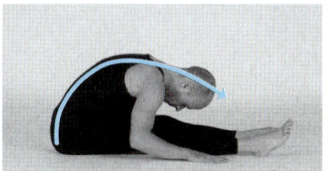

Abb. 7.1-21 a, b

P1-18: Schlaufe   (Abb. 7.1-22 a–e)

Bein gut überkreuzen. Das Überkreuzen eines Beines verstärkt die Dehnung und macht ein Ausweichen mit dem gestreckten Bein unmöglich. Der Dehnreiz ist jedoch bei den meisten Teilnehmern überwiegend im Ischiasnerv und deshalb nicht für alle Teilnehmer geeignet. Die Innenrotation des Fußes des überkreuzten Beines ist nicht belastend, da kein Gewicht darauf liegt.

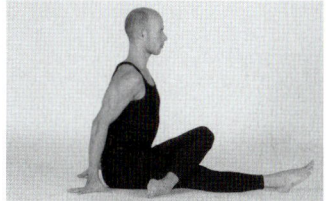 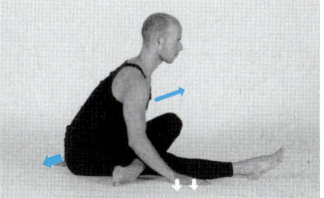 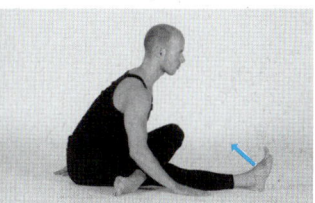

Abb. 7.1-22 a–c

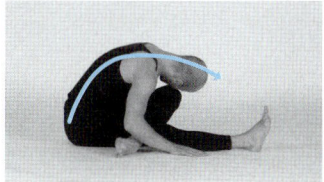 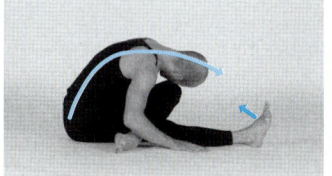

Abb. 7.1-22 d–e

Liegende Ischio-Dehnungen

Die liegende Beindehnung eignet sich üblicherweise nur für fortgeschrittene Teilnehmer, die gut einen 90°-Winkel (Spielbein-Boden) einnehmen können. Ansonsten ist es äußerst schwierig, über die Beckenkippung zu arbeiten und wenn, dann nur mit einem Handtuch als Hilfsmittel und viel Krafteinsatz der Arme. Sonst sind die folgenden Übungen entweder gar nicht möglich oder ineffizient und quälerisch.

P1-19: mit Handtuch   (Abb. 7.1-23 a–c)

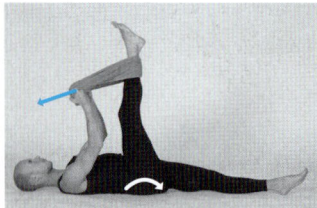 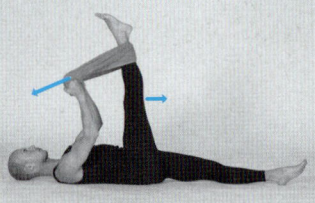 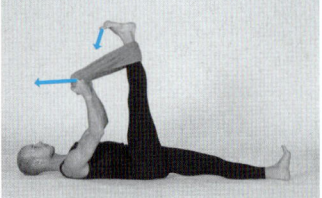

Abb. 7.1-23 a–c

P1-20   (Abb. 7.1-24 a–c)

Ohne Handtuch eignet sich als Aufbau folgende Ausgangslage, so kann die Beckenkippung angesteuert, anschließend können die unterschiedlichen Dehnpositionen ausgeführt werden.

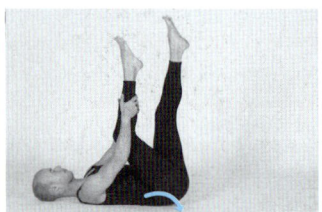 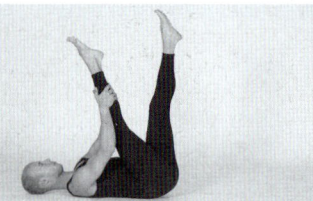 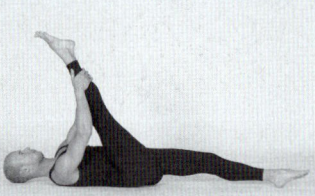

Abb. 7.1-24 a–c

P1-21   (Abb. 7.1-25 a–c)

Für fortgeschrittene Teilnehmer eignet sich folgender Dehnablauf.
Der Aufbau – Spielbein leicht gebeugt, Fuß gestreckt, anschließend Spielbein strecken, dann Fuß flex – gilt auch hier und kann nach Belieben erweitert werden.

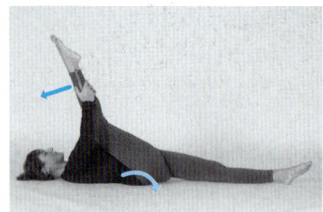 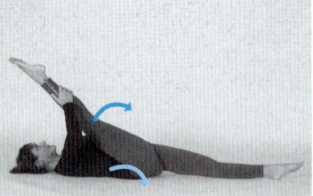 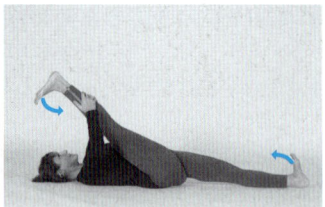

Abb. 7.1-25 a–c

P1-22: plus Adduktion und Abduktion (Abb. 7.1-26 a–c)

Weiterführende Variante: Jetzt werden die Innenmuskeln des Oberschenkels mit einbezogen, so wird die Übung noch etwas anspruchsvoller.
Als Abschluss kann das Spielbein zurück zur Körpermitte geführt und auf den Boden gesenkt oder die nächste Übungsabfolge angehängt werden.

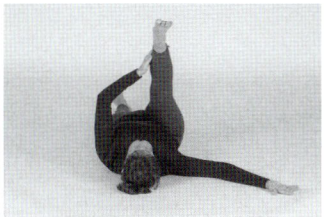 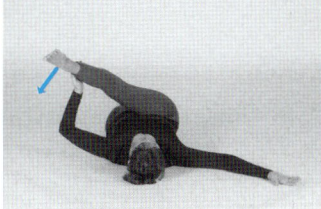 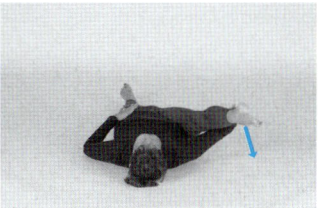

Abb. 7.1-26 a–c

P1-23: Spagat (Abb. 7.1-27 a–c)

Im Spagat Strecken des Oberkörpers und Rotation.
Zurück auf den Rücken rollen, das Spielbein zur Körpermitte führen, zum Boden senken, ausruhen und nachspüren.

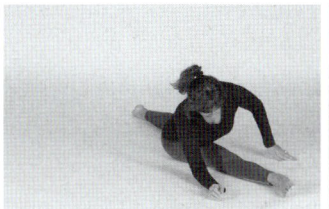 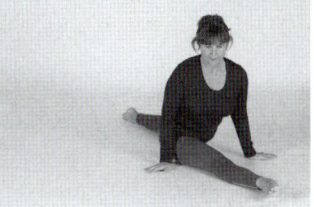 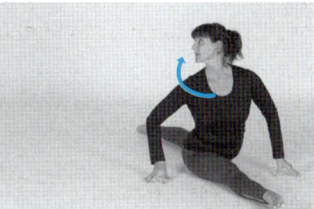

Abb. 7.1-27 a–c

P1-24: Ischios an der Wand (Abb. 7.1-28 a–c)

Diese Ausgangslage eignet sich als Hausaufgabe und auch um zu lernen, wie das Becken in der Dehnung gekippt werden muss. Übungsausführung wie oben.

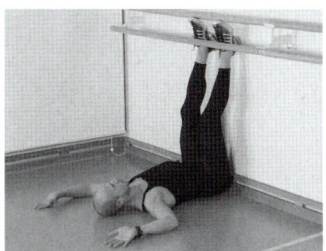 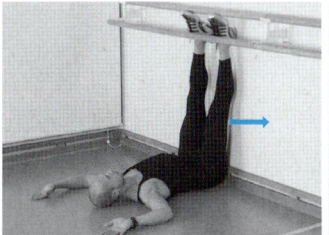 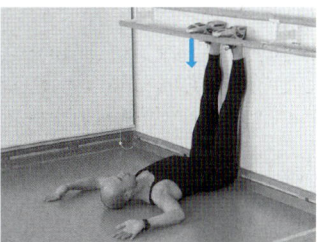

Abb. 7.1-28 a–c

7.2 Pflichtdehnbereich 2: Vordere Oberschenkelmuskulatur

Die Dehnpflicht richtet sich ausdrücklich an den M. rectus femoris und nicht an die Leiste oder den M. iliopsoas. Die von der Prager Schule vertretene Ansicht, dass der M. iliopsoas üblicherweise „verkürzt" sei, teilen wir nicht.
Bei Bedarf kann und soll die Leiste inkl. M. iliopsoas gedehnt werden, eine Kapselbelastung soll vermieden werden.

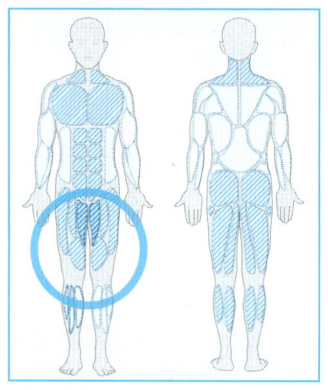

Hüftbeuger:

M. rectus femoris – gerader Schenkelmuskel

M. pectineus – Kammmuskel

M. iliopsoas – Hüft-Lenden-Muskel

M. tensor fasciae latae – Spanner der Schenkelbinde

Kniestrecker:

M. vastus lateralis – äußerer Oberschenkelmuskel

M. vastus intermedius – mittlerer Oberschenkelmuskel

M. vastus medialis – innerer Oberschenkelmuskel

Abb. 7.2-1

Bei gestrecktem Knie kommt die Leiste unter Zugspannung. Wird das Knie gebeugt und der Fuß an das Becken herangezogen, kommen der M. rectus femoris und die Kniestrecker unter Zugspannung.

Zu vermeiden

Bei der Dehnung des Oberschenkels vorne soll die Dehnung der Außenbänder des Fußes vermieden, das Knie nicht abgespreizt oder vor der Körperlängsachse platziert und das Standbein nicht überstreckt sein (Abb. 7.2-2a).

Leistendehnungen vermeiden, wenn diese die Hüftgelenkskapsel belasten (Abb. 7.2-2b). Dies geschieht üblicherweise bei Haltungsschwächlingen und/oder Flachrücken-Haltungen (Abb. 7.2-2c).

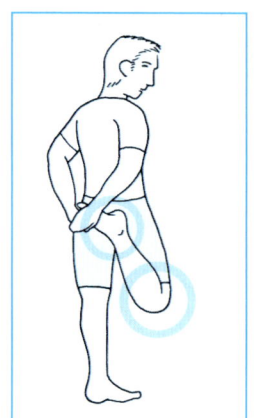

Abb. 7.2-2a

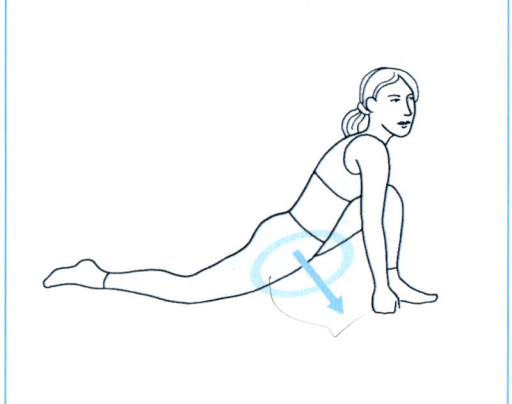

Abb. 7.2-2b

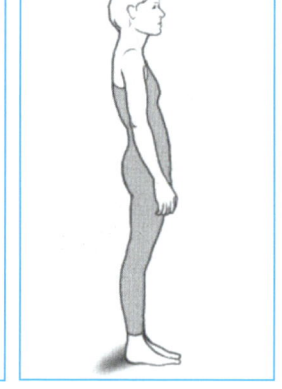

Abb. 7.2-2c

P2-1: Der Klassiker (Abb. 7.2-3)

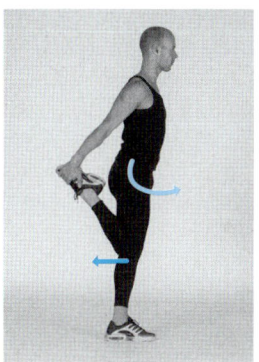

Die Übung wird mit einem geöffneten Kniewinkel im Spielbein ausgeführt. Der Dehnreiz wird durch das Aufrichten des Beckens ausgeführt.

Zur Verstärkung der Dehnung kann das Knie bei fixiertem Becken etwas weiter nach hinten gezogen und anschließend sogar der Fuß an das Gesäß herangezogen werden.

Sich wenn immer möglich abstützen, so dass die Muskulatur nicht mit Halten des Gleichgewichts beschäftigt ist, sondern der Dehnreiz optimal gesetzt werden kann.

Abb. 7.2-3

P2-2: Variante mit Knieverletzungen (Abb. 7.2-4)

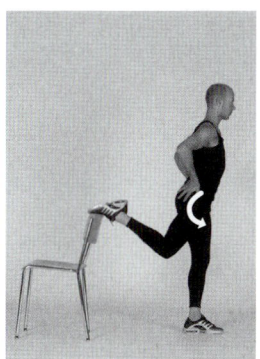

Kann der Fuß nicht in die Hand gelegt werden, eignet sich eine hohe Abstützung für die Dehnung.

Standbein leicht gebeugt, die Dehnung über die Beckenaufrichtung verstärken.

Abb. 7.2-4

P2-3 (Abb. 7.2-5a, b)

Beine hüftbreit geöffnet, Körpergewicht gut abgestützt. Das Becken ganz wenig von den Fersen abheben und anschließend die Dehnung mit der Beckenaufrichtung verstärken.

Die Übung eignet sich nicht für Teilnehmer mit operierten Knien oder mit Knieverletzungen.

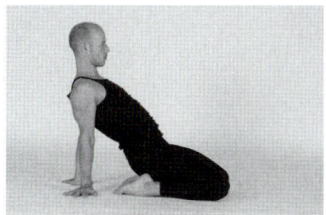 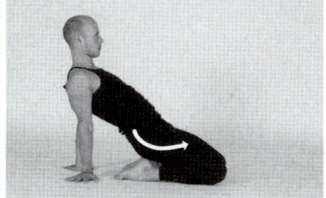

Abb. 7.2-5 a, b

P2-4: Das gedehnte Quadrat (Abb. 7.2-6)

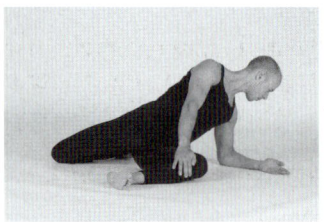

Abb. 7.2-6

Das hintere Knie ist so weit wie möglich abgespreizt, die Ferse nah am Gesäß, der Ellbogen liegt auf der Längsachse des Körpers, die vordere Hand auf dem vorderen Schienbein, so dass das Gewicht auf dem vorderen Bein liegt.
Den Dehnreiz durch Aufrichten des Beckens verstärken.
Wird diese Position korrekt ausgeführt, ist die Dehnung sehr effizient, die Knie sind dabei in einer sicheren Position.

P2-5   (Abb. 7.2-7)

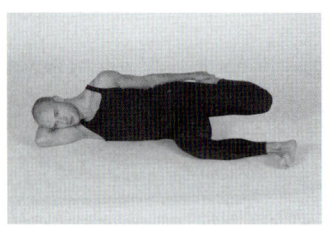

Abb. 7.2-7

Oberschenkel des gedehnten Beines liegt auf der Körper-längsachse parallel zum Boden.
Den Dehnreiz durch Aufrichten des Beckens verstärken.

P2-6   (Abb. 7.2-8a, b)

Die Ferse ist vom Gesäß entfernt.
Die Dehnung wird durch das Aufrichten des Beckens initiiert, anschließend kann der Ober-körper zusätzlich angehoben werden, um die ganze vordere Muskelkette in die Dehnung ein-zubeziehen.

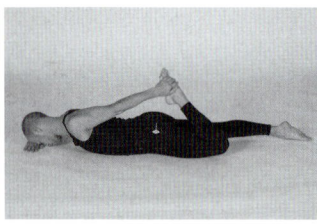 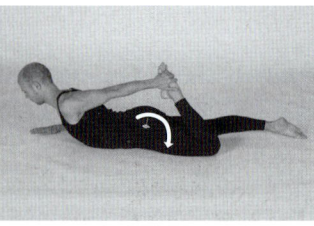

Abb. 7.2-8 a, b

Leistendehnung

P2-7   (Abb. 7.2-9a, b)

Spezielles: Ist der Oberkörper aufrecht, ist die Dehnwirkung – laut Forschungsergebnissen der Universität Bayreuth – aufgehoben, weil die Haltearbeit der Leiste größer sei als der gesetzte Dehnreiz. Somit eignet sich die Übung speziell für Teilnehmer mit Haltungsinsuffizienz, da dann in einem großen Gelenkswinkel Haltearbeit zu leisten ist.

Der Oberkörper ist aufrecht, kann auf dem vorderen Oberschenkel abgestützt sein, vorderer Kniewinkel ca. 90°, Becken in Pfeilrichtung sinken lassen.

Durch das Anziehen des Fußes wird die Dehnung aus der Leiste in den Oberschenkel gebracht. Das hintere Bein muss vor der Kniescheibe auf der Oberschenkelmuskulatur liegen. Die Übung eignet sich nur für fortgeschrittene Teilnehmer.

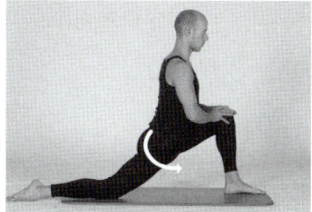 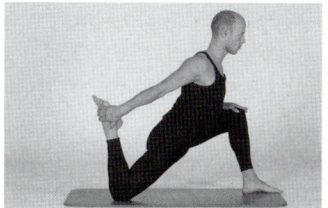

Abb. 7.2-9 a, b

P2-8   (Abb. 7.2-10a, b)

Durch das Ablegen des Oberkörpers auf den Oberschenkel und das Abstützen auf dem Boden kann die Muskulatur in der Leiste entspannen, mehr Gelenkradius wird möglich. Diese Übung soll laut Forschung der Universität Bayreuth effizienter sein als die Übung P2-4.

Zu vermeiden ist ein enger Kniewinkel im vorderen Bein.

Durch das Anziehen des Fußes wird die Dehnung aus der Leiste in den Oberschenkel gebracht. Das hintere Bein muss vor der Kniescheibe auf der Oberschenkelmuskulatur liegen. Die Übung eignet sich nur für fortgeschrittene Teilnehmer.

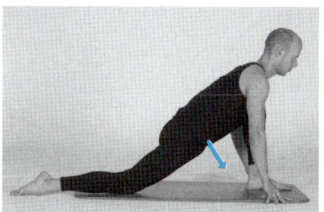 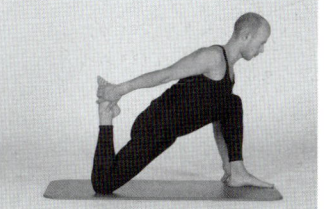   

Abb. 7.2-10 a, b

P2-9: Variante mit Step   (Abb. 7.2-11a, b)

Das Step als Hilfsmittel macht die Ausführung der Übung viel einfacher, der Dehnreiz rutscht in dieser Variante nach medial, ist mehr im M. pectineus.

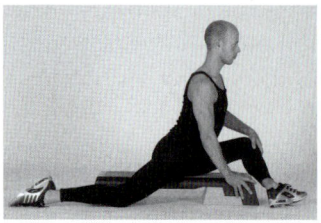 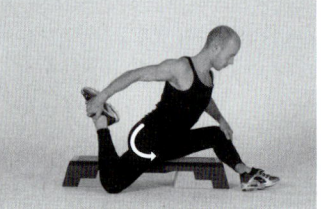

Abb. 7.2-11 a, b

P2-10   (Abb. 7.2-12a, b)

In dieser Ausgangsposition wirkt der Dehnreiz nur auf den Leistenbereich, deshalb eignet sich diese Übung nicht für Teilnehmer mit Haltungsinsuffizienz und Flachrücken-Haltungen.

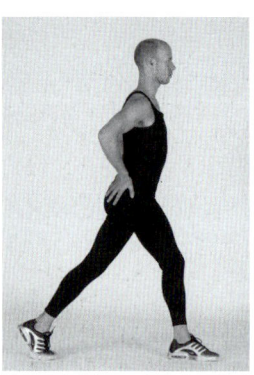 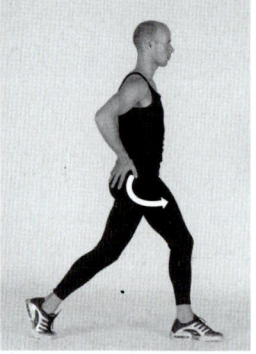

Abb. 7.2-12 a, b

P2-11   (Abb. 7.2-13a, b)

Der Oberkörper kann am Oberschenkel oder am Boden abgestützt sein, der vordere Oberschenkel steht senkrecht.
Der Dehnreiz wirkt nur auf die Leiste, die Übung eignet sich nicht für Teilnehmer mit Haltungsschwächen und Flachrücken-Haltungen.

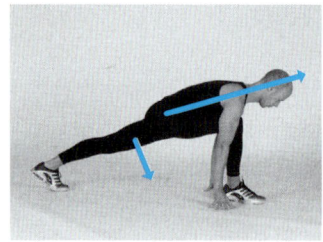 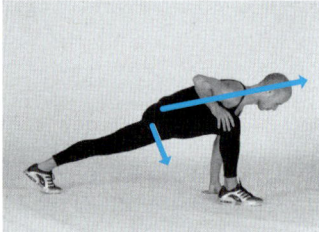

Abb. 7.2-13 a, b

7.3 Pflichtdehnbereich 3: Innenmuskeln des Oberschenkels

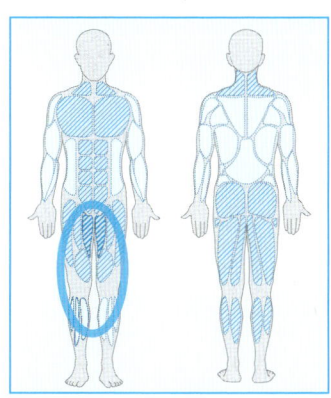

M. pectineus – Kammmuskel

M. adductor magnus – großer Oberschenkelanzieher

M. adductor longus – langer Oberschenkelanzieher

M. adductor brevis – kurzer Oberschenkelanzieher

M. gracilis – schlanker Muskel

Bei Dehnungsübungen mit gestreckten Knien wird auch der zweigelenkige M. gracilis gedehnt, bei gebeugten Knien die vier eingelenkigen Oberschenkelanzieher.

Abb. 7.3-1

Zu vermeiden

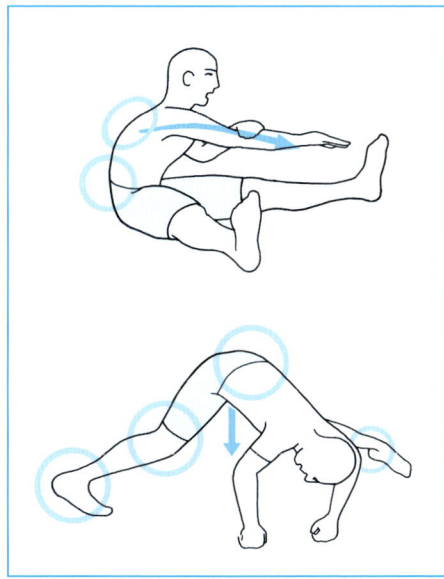

Damit ein Dehnreiz in den Adduktoren wirken kann, muss das Becken in einer neutralen Position sein. Ist das Becken aufgerichtet, das heißt der Rumpf in einer Beugeansteuerung, dann arbeiten die Adduktoren konzentrisch und der Weg in die Exzentrik ist gebremst.

Innenrotierte Hüftgelenke, gedehnte Außenbänder der Füße, gebeugte Rücken, gebeugte Rücken mit Rotation gilt es zu vermeiden. Dies sind Positionen, die einerseits die Gelenke belasten, andererseits ist eine Beweglichkeitsverbesserung so nicht möglich (Abb. 7.3-2a,b).

Abb. 7.3-2 a, b

Zu tun

In den stehenden Positionen muss das Becken neutral, die LWS in einer natürlichen Lordose sein (Abb. 7.3-3a).

Die Teilnehmer müssen sich in den sitzenden Positionen auf die Sitzbeinhöcker setzen können, meist ist das nur mit einer Unterstützung möglich (Abb. 7.3-3b).

Die Dehnung wird mit einer Beckenkippung verstärkt.

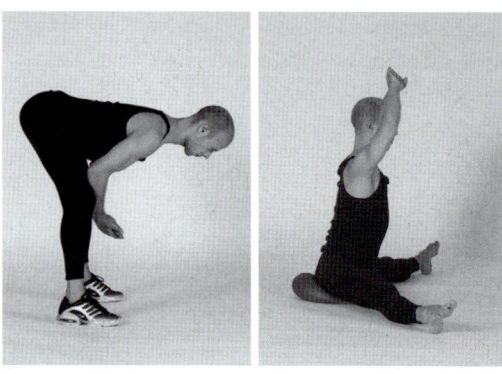

Abb. 7.3-3 a, b

P3-1: Sumo mit Seitschiebung (Abb. 7.3-4 a–d)

Aus der Sumo-Position das Becken zur Seite schieben. Die Bewegung findet zuerst überwiegend im Hüftgelenk statt, so kommt man gut an den M. pectineus und der M. adductor brevis nah am Hüftgelenk.

Anschließend kann die Dehnung durch Beugen des Standbeins verändert und verstärkt werden.

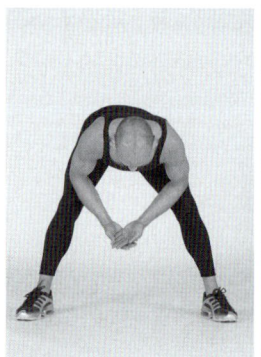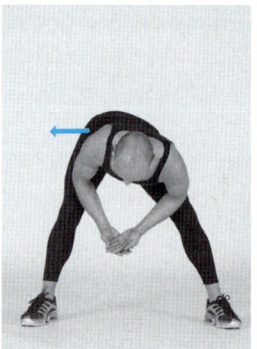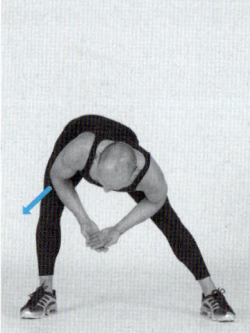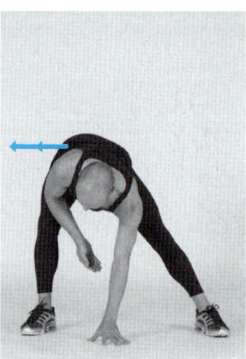

Abb. 7.3-4 a–d

P3-2   (Abb. 7.3-5 a–d)

Gleiche Übung am Boden abgestützt. Sie macht nur Sinn, wenn genügend Beweglichkeit vorhanden ist, um das Becken zu kippen.
Ausführung gleich wie oben. Dehnung mit Beckenkippung verstärken.

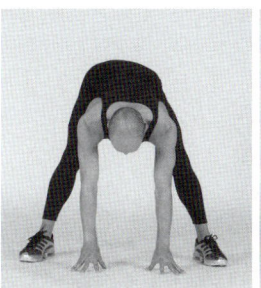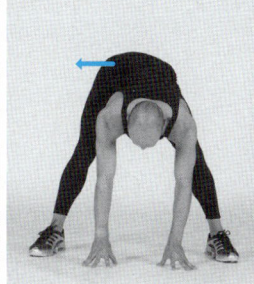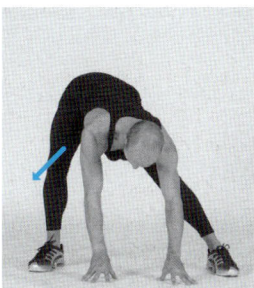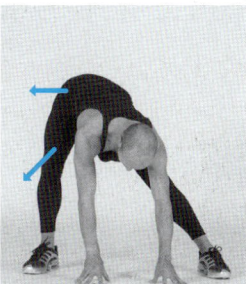

Abb. 7.3-5 a–d

P3-3   (Abb. 7.3-6a, b)

Becken weiter zur Seite schieben, Becken gekippt lassen.
Diese Armposition vereinfacht die Streckung im Rumpf und somit auch die für die Dehnung wichtige Beckenkippung.
Achtung: gute Fuß- und Beinachsen, keine Innenrotationen. Der Flex-Fuß des gedehnten Beines vereinfacht die korrekte Achsenführung des Beines.
Diese Position braucht, um korrekt durchgeführt zu werden, sehr viel Muskelaktivität. Der Anteil der Innenmuskeln, der gedehnt wird, ist klein. Die Position wird trotzdem empfohlen, sie ist für den Kampfsport funktionell und sinnvoll.

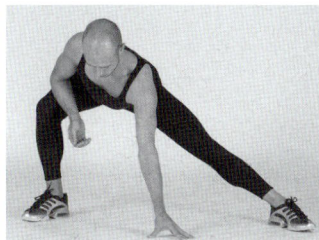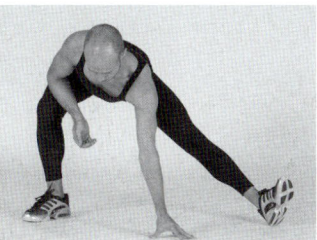

Abb. 7.3-6 a, b

Variante zu P3-3   (Abb. 7.3-6 c, d)

Weitere empfohlene Armposition. Begründung und Ausführungsempfehlung wie oben.

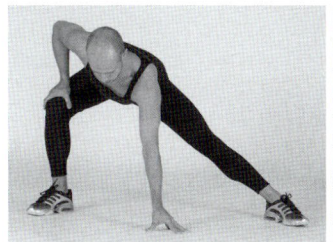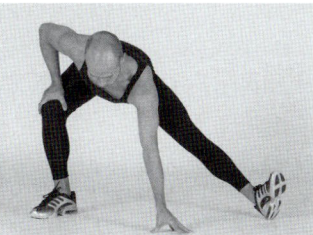

Abb. 7.3-6 c, d

P3-4: Das umgedrehte V   (Abb. 7.3-7 a–d)

Aus der Ausgangsposition des umgedrehten V das Becken zur Seite schieben, die Bewegung in den Oberkörper weiterlaufen lassen, am Schluss die Hand des gedehnten Armes heben. Eignet sich für fortgeschrittene Teilnehmer.

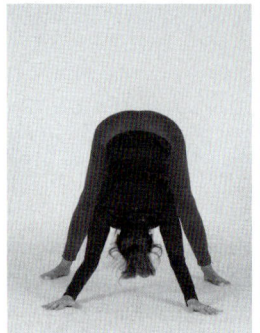 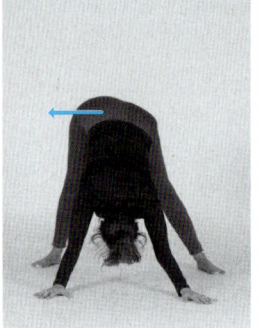 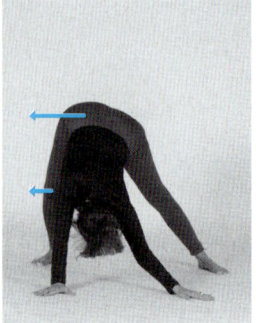 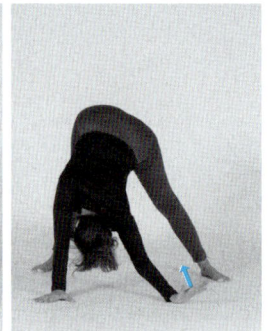

Abb. 7.3-7 a–d

Variante zu P3-4: Das umgedrehte V mit Step   (Abb. 7.3-7 e–h)

Vereinfacht mit dem Step als Hilfsmittel.

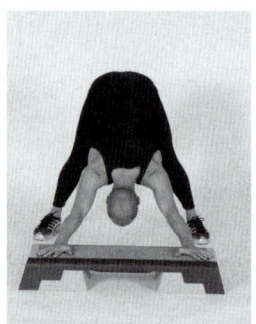 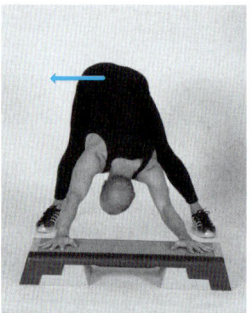 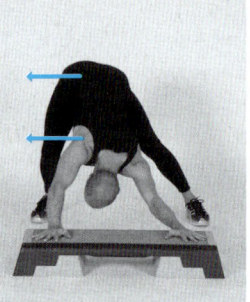 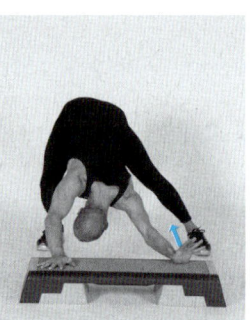

Abb. 7.3-7 e–h

P3-5: Hängebrücke mit Seitschiebung   (Abb. 7.3-8 a, b)

Noch etwas einfacher, aber dennoch empfehlenswert mit einer Abstützung, die ca. becken-hoch ist.
Gleicher Aufbau, gleiche Weiterführung wie P3-3

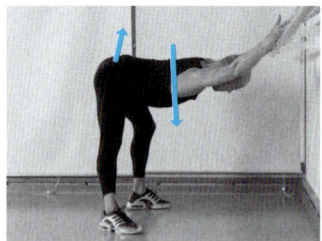 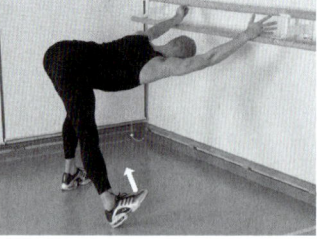

Abb. 7.3-8 a, b

P3-6 Zirkus + (Abb. 7.3-9 a–c)

Diese Übung eignet sich wunderbar als Weiterführung der Ischio-Zirkus-Dehnung. Die mittlere Position ist eine optimale Dehnung für Hürdenläufer.
Die Übung eignet sich für fortgeschrittene Teilnehmer.

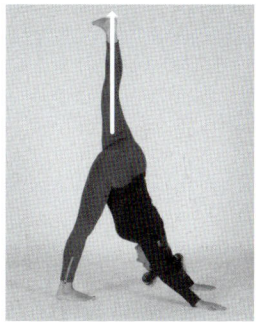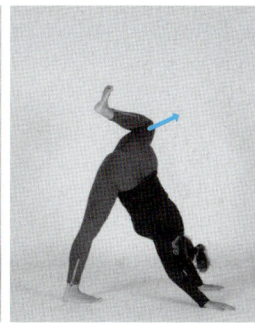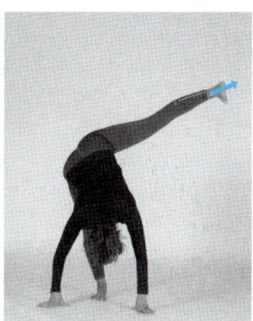

Abb. 7.3-9 a–c

P3-7: Variante Tanz   (Abb. 7.3-10 a, b)

Diese Dehnungsübung ist im Tanzbereich üblich und wird sehr empfohlen. Das Becken bleibt frontal ausgerichtet, als Erweiterung kann der Körper in Richtung des Spielbeins bis in den Spagat verlagert werden.

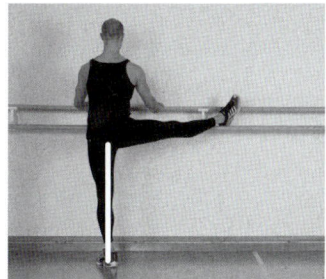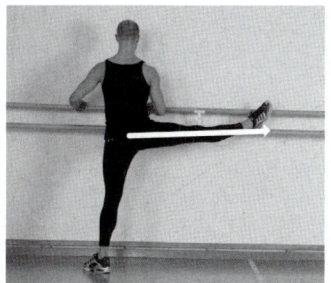

Abb. 7.3-10 a, b

Ausgangsposition für die Übungsabfolge P3-8

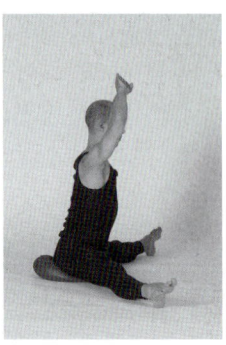

Die sitzenden Dehnübungen machen nur Sinn, wenn die Dehnenden auf oder leicht vor den Sitzbeinhöckern sitzen können, das Becken sollte in neutraler Position sein. Um die Beckenkippung in die neutrale Position zu ermöglichen, soll der Teilnehmer mit einem Hilfsmittel (Keilkissen, Keilballkissen, Rolle, Matte usw.) unterstützt werden.

Abb. 7.3-11 a

P3-8   (Abb. 7.3-11 b–d)

Um die Ausgangsposition immer besser einnehmen zu können, eignet sich als Aufbau mit gebeugten Knien das Becken aufzurichten und zu kippen.
Anschließend kann die Beckenmobilisation mit gestreckten Knien ausgeführt werden.
Als weitere Steigerung die Füße anziehen.

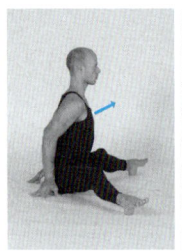 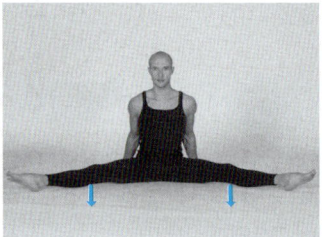 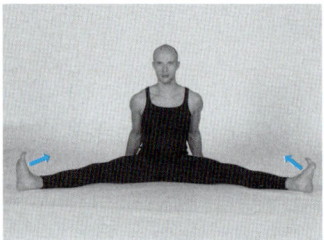

Abb. 7.3-11 b–d

P3-8: mit Seitneigung   (Abb. 7.3-11 e–g)

Die Arme sind gehoben, die Hände mit den Handflächen nach außen verschränkt sind vor der Körperlängsachse, die Schultern gesenkt, dann darf der Oberkörper so weit zur Seite geneigt werden, wie das Brustbein oben gehalten werden kann.
Dann Oberkörper abstützen und den Seitzug verstärken, das Brustbein bleibt gehoben.

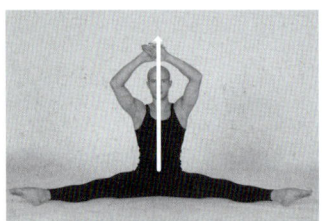 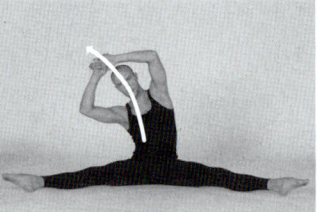 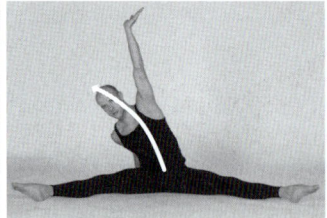

Abb. 7.3-11 e–g

P3-8: Vertiefen (Abb. 7.3-11 h–j)

Hände auf den Boden drücken und den Oberkörper vom Becken her nach vorne ziehen.
Auf Unterarmen abgestützt nach vorne ziehen, die WS muss immer langgezogen sein.
Wer kann, darf den Oberkörper auf den Boden legen, die weiterlaufende Bewegung der Beine
darf jetzt zugelassen werden.

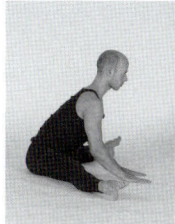 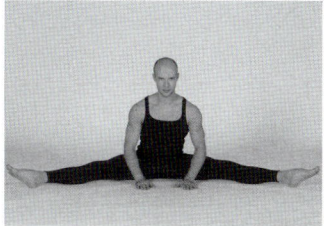 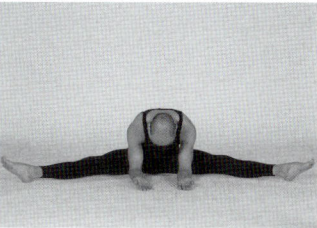

Abb. 7.3-11 h–j

P3-8: mit Rotation (Abb. 7.3-11 k)

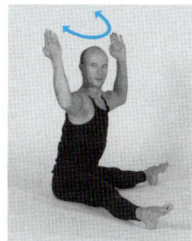

Diese Rotationsbewegung um die Längsachse eignet sich nur für fortgeschrittene Teilnehmer, sie braucht Beweglichkeit und Kraft.
Die Hände öffnen, die Schultern senken, der Oberkörper ist so gestreckt
und aufrecht wie möglich.

Abb. 7.3-11 k

P3-9 (Abb. 7.3-12 a–c)

Vermeide: Beine näher oder weiter als 90° vom Körper.
Spezielles: Wenn der Dehnungsschmerz unangenehm ist, werden die Beine von außen abge-
stützt.
Position a und b: Beide Knie leicht beugen, nachsinken.
Position c: Beide Knie sind gestreckt, die Füße sind angezogen.

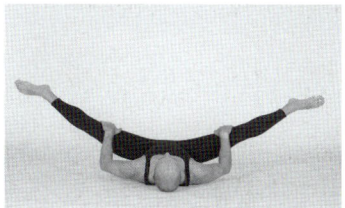 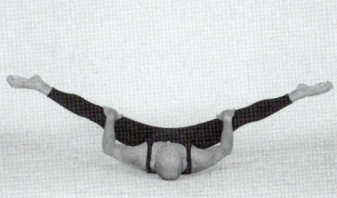 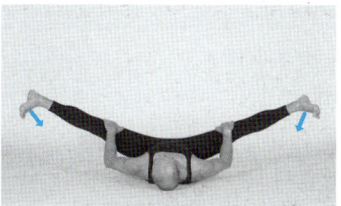

Abb. 7.3-12 a–c

P3-10: Frosch   (Abb. 7.3-13)

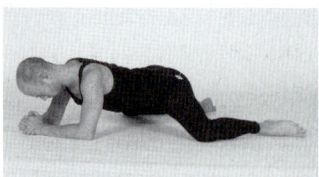

Die Fußposition ist bequem, die Knie bei Druck auf weicher Unterlage platzieren. Unterbauch nach innen ziehen, so dass die Lendenwirbelsäule geschützt ist.

Abb. 7.3-13

P3-11: Schmetterling   (Abb. 7.3-14)

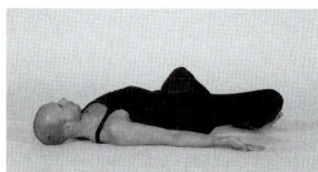

Die Übung ist von der Dehnwirkung sehr sanft, sie eignet sich wunderbar, um das Hüftgelenk zu lockern und um sich zu entspannen.
Diese Übung eignet sich auch sehr bei Hüftgelenksproblemen.

Abb. 7.3-14

P3-12   (Abb. 7.3-15 a–c)

Diese Übung ist eine der effizientesten Adduktorendehnungen. Durch niedrige Haltearbeit kann ausgezeichnet entspannt werden.
Das Gesäß soll so nah wie möglich an der Wand liegen. In der Dehnung durch Beckenmobilisationen (aufrichten – kippen) den Dehnreiz optimieren. Die ideale Beckenposition ist neutral, so dass die Lendenwirbelsäule in einer leichten Lordose liegt. Am Schluss die Position immer mit Hilfe der Hände auflösen. Mit den Händen die Beine an den Körper heranziehen.

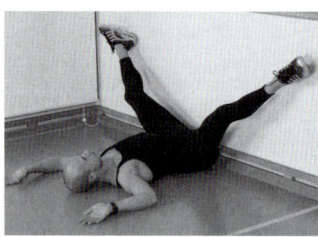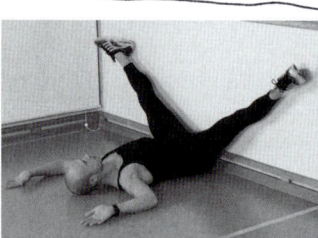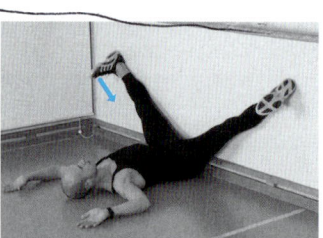

Abb. 7.3-15 a–c

7.4 Pflichtdehnbereich 4: Brustkorb vorne

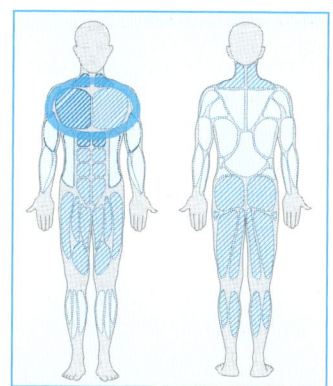

M. pectoralis major – großer Brustmuskel

M. pectoralis minor – kleiner Brustmuskel

M. biceps brachii – zweiköpfiger Armmuskel

Mm. intercostales int. – innere Zwischenrippenmuskeln

Mm. intercostales ext. – äußere Zwischenrippenmuskeln

Abb. 7.4-1

Zu vermeiden

Bei den Brustkorbdehnungen wird häufig vor allem die Kapsel des Schultergelenks gedehnt, was aber unbedingt vermieden werden muss. Der Arm und die Schulter müssen so platziert sein, dass die Dehnung auf muskulär-bindegewebige Anteile wirkt (Abb. 7.**4-2a**).
Bei den stehenden Streckungen gilt es, die senkrechte Körperposition und den Überhang (Schulter weiter hinten als Hüftgelenke) zu vermeiden (Abb. 7.**4-2b**).

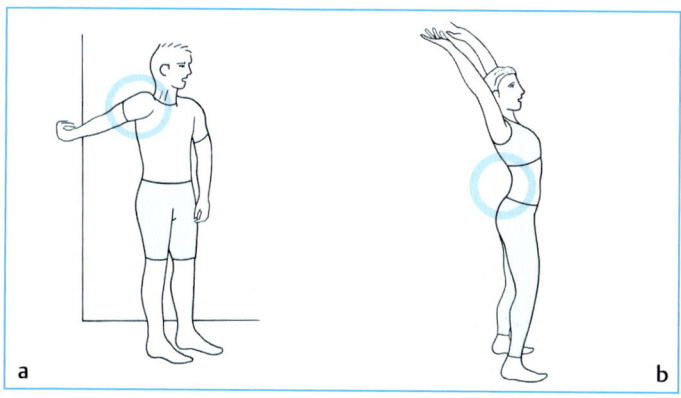

Abb. 7.4-2 a   Abb. 7.4-2 b

Zu tun

Dehnungsübungen für den Brustkorb vorne sind zum Teil Überstreckungen der Brustwirbelsäule. Diese Streckungen sind nicht wirbelsäulenbelastend, im Gegenteil, sie sind ein wichtiger Ausgleich zu den überwiegenden alltäglichen Beugepositionen der Wirbelsäule. Um die ganze Rückenmuskulatur gut zu aktivieren achten wir darauf, dass bei den Streckungen der *Oberkörper in einer Neigung nach vorne ist* (Schulter weiter vorne als Becken).

P4-1   (Abb. 7.4-3 a, b)

Um den Dehnreiz korrekt zu setzen, muss das Brustbein gehoben, der Arm abduziert, außen-rotiert und das Schulterblatt gesenkt sein. Dann kann die Dehnposition eingenommen werden.

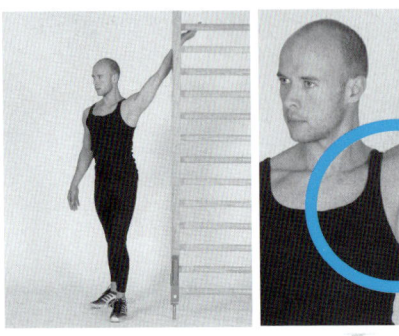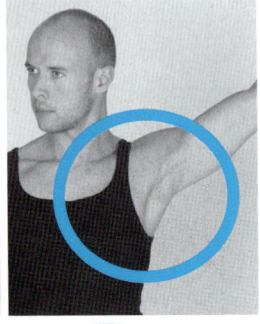

Abb. 7.4-3 a, b

P4-2   (Abb. 7.4-4)

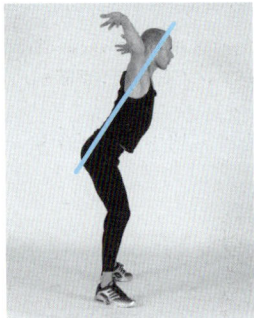

Bei dieser Streckung als aktiver Dehnung kann die Wahrnehmung des Dehnreizes kleiner sein als die Wahrnehmung des Krafteinsatzes im Schulter-Rücken-Bereich. Die Übung gilt als perfekte Ausgleichübung zu Beugehaltungen (siehe Kapitel 6.3 „Gegenbewegung zur Beugehaltung"), als Dehnungsübung hat sie eine mittlere Wirkung.

Oberkörper in eine deutlich sichtbare Neigung nach vorne bringen. Als Abschluss können die Arme in einem Halbkreis hinten nach unten geführt werden, das vergrößert die Anteile des Brustmuskels, die gedehnt werden.

Abb. 7.4-4

P4-3   (Abb. 7.4-5)

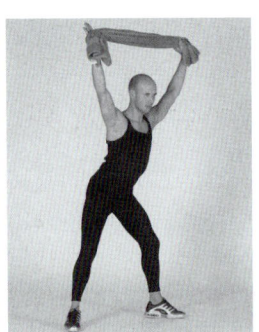

Mit dem Handtuch als Hilfsmittel sind der Bewegungsweg und die Kontrolle der Armhöhe bzw. des Schultergelenks einfacher.

Werden die Schulterblätter aktiv gesenkt, kann der Dehnreiz auch auf den Pectoralis minor wirken.

Oberkörper in eine deutlich sichtbare Neigung nach vorne bringen.

Abb. 7.4-5

P4-4 (Abb. 7.4-6 a–c)

Wenn in der Kombinationsübung die Brustwirbelsäule intensiv gestreckt wird, kann ein ausgezeichneter Dehnreiz im Brustkorb gesetzt werden, ohne dass die Lendenwirbelsäule speziell beachtet werden muss, sie ist automatisch geschützt.
Die Hände sind etwas weiter vorne als die Schultergelenke platziert.
Weiterlaufende Varianten: Oberkörper zur Seite schieben, Hand der gedehnten Seite abheben.

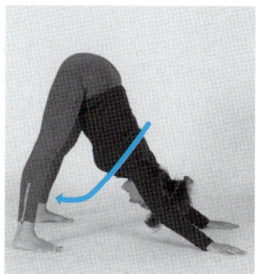 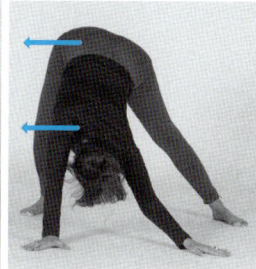 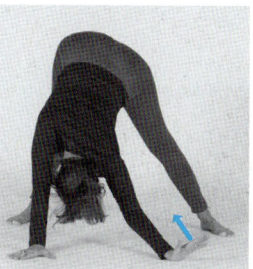

Abb. 7.4-6 a–c

P4-5 (Abb. 7.4-7 a–c)

Gute Kombination von Beinbeuger und Brustkorbdehnung. Aus der Ausgangsposition (**a**) die Hüfte zur Seite schieben (**b**) und durch Beugen des Standbeinknies (**c**) die Dehnung verstärken.
Um die Bewegung sichtbar zu machen, wurde sie mit 2 Stöcken fotografiert, üblicherweise sind die Arme auf einer Erhöhung wie in (**a**) abgelegt.

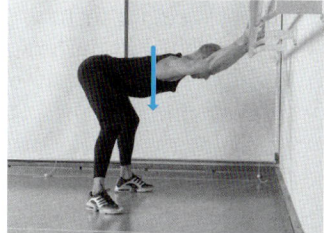 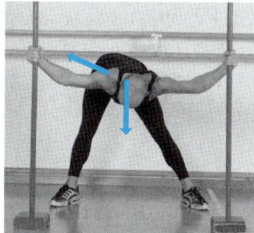 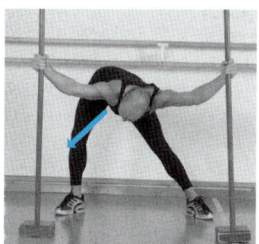

Abb. 7.4-7 a–c

P4-5: Variante mit dem Step (Abb. 7.4-7 d–f)

Die Hände sind breiter als die Schultern auf dem Step aufgelegt, als Steigerung in (**c**) die Finger abheben. Beckenschub zur Seite gleich wie oben.

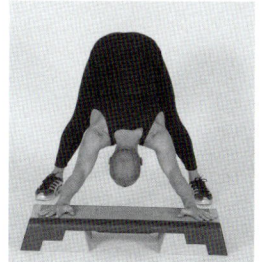 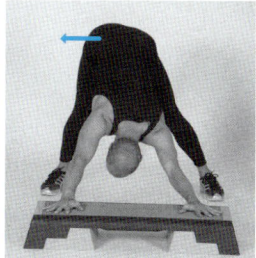 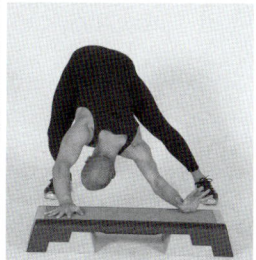

Abb. 7.4-7 d–f

P4-6   (Abb. 7.4-8)

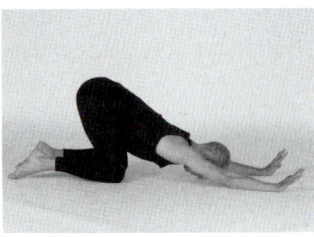

Abb. 7.4-8

Durch wechselnden Abstand der Hände können unterschiedliche Anteile des Brustmuskels gedehnt werden. Abwechslungsweise rechte oder linke Schulter tiefer ziehen.

P4-7: Herzöffner   (Abb. 7.4-9)

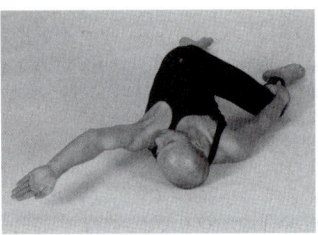

Abb. 7.4-9

Diese Übung dehnt den Brustkorb vorne *und* verbessert die Rotationsfähigkeit der Brustwirbelsäule. Die Übung ist sehr empfehlenswert, wenn der Körper stabilisiert und gestreckt ist.
Der gestreckte Körper dreht sich um die Längsachse. Die Hand liegt auf dem gegenüberliegenden Knie, die Rotation in der Brustwirbelsäule bringt den Schultergürtel zurück, der Arm liegt diagonal nach oben. Die weiterlaufende Bewegung in der Halswirbelsäule dreht den Kopf zurück. Der Arm soll weder zu weit cranial (Richtung Kopf) noch zur Seite zeigen. Das Schultergelenk ist außenrotiert und die Schulter replatziert.

P4-8   (Abb. 7.4-10)

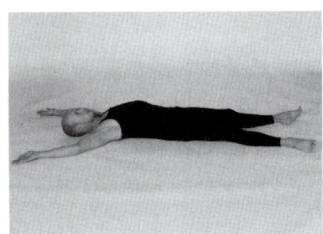

Abb. 7.4-10

Bereits diese Entspannungsposition bewirkt bei einigen Teilnehmern eine intensive Streckung der ganzen vorderen Muskelkette. Bei Kribbeln in den Händen oder einem unangenehmen Gefühl in den Armen sollen die Arme weiter geöffnet oder die Position aufgelöst werden.

P4-9   (Abb. 7.4-11)

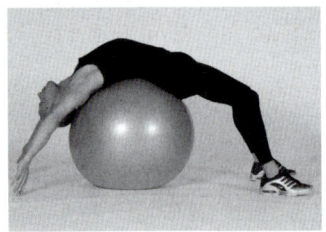

Abb. 7.4-11

Die Abstützung auf dem Ball macht aus den üblichen Druckbelastungen auf die Wirbelsäule Zugbelastungen, das fühlt sich sehr angenehm an und führt zu einer äußerst wertvollen Streckung und Dehnung.

7.5   Pflichtdehnbereich 5: Halsbereich

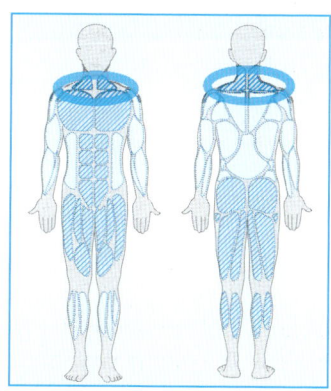

M. capitis – gehört zum Strecker des Rumpfes im HWS-Bereich

M. cervicis – gehört zum Strecker des Rumpfes im HWS-Bereich

M. trapezius (absteigend) – Kappenmuskel (oberster Anteil)

M. levator scapulae – Heber des Schulterblattes

M. sternocleidomastoideus – Kopfwender

Mm. scaleni – Treppenmuskel

Abb. 7.5-1

Zu vermeiden

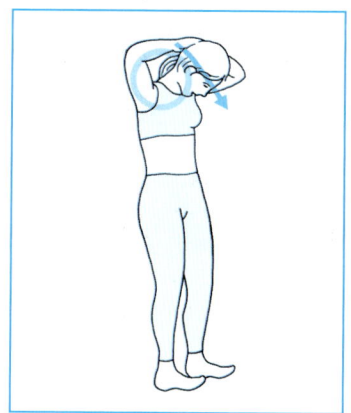

Bei der Dehnung des Halsbereichs ist darauf zu achten, dass keine Belastungen („Schubbewegungen") auf die Bandscheiben, Wirbel und dazugehörigen Nerven ausgeübt werden. Deshalb raten wir von Zusatzdruck oder Ziehen des Kopfes in eine bestimmte Richtung ab (Abb. 7.5-2). Auch das Ausführen des hinteren Halbkreises mit dem Kopf wird weiterhin nicht empfohlen.
Überhang vermeiden.

Abb. 7.5-2

Zu tun

Am optimalsten erreicht man die zu dehnenden Muskelanteile aus folgender Ausgangsposition: Oberkörper in neutraler Position, Drei-Punkte-Belastung der Füße, die Arme außenrotiert, die Schultern aktiv nach unten replatziert.

Ausgangsposition

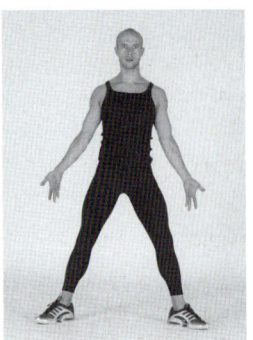

Aus dieser Ausgangsposition empfiehlt es sich, den Kopf in folgende Richtungen zu dehnen, den Hals immer in einer aktiven Längsspannung halten.
Der Kopf kann vorne auch gekreist werden.

Abb. 7.5-3a

P5-1   (Abb. 7.5-3 b–e)

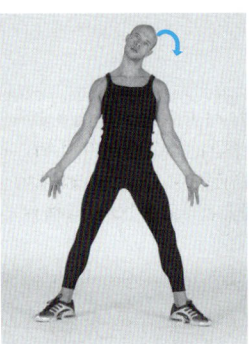 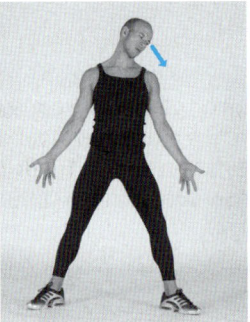 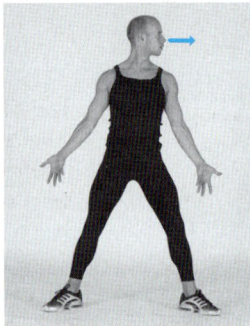 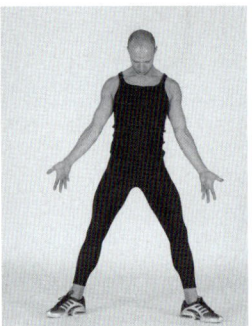

Abb. 7.5-3b–e

Varianten

Diese Dehnungen können auch im Sitzen, auf einem Ball usw. ausgeführt werden, in jeder Position, solange der Oberkörper in einer neutralen Position ist.

P5-2   (Abb. 7.5-4)

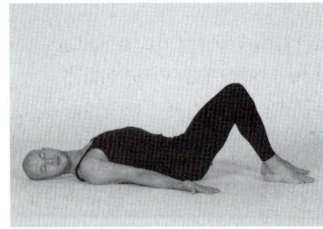

Ein Ohr liegt auf der Längsachse, die Nasenspitze und das Kinn zieht zum Boden und zur Schulter, der Hals bleibt in einer aktiven Längsspannung.
Die Dehnung kann noch etwas vertieft werden, wenn in der Endposition zusätzlich das Becken leicht gekippt wird.

Abb. 7.5-4

7.6 Pflichtdehnbereich 6: Bauch

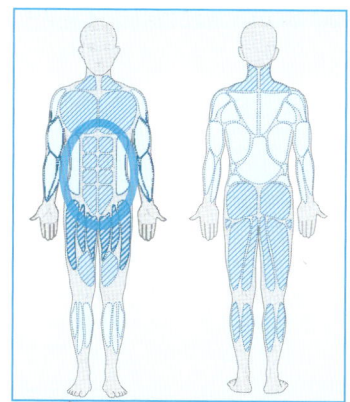

Abb. 7.6-1

M. rectus abdominis – gerader Bauchmuskel

M. obliquus internus abdominis – innerer schräger Bauchmuskel

M. obliquus externus abdominis – äußerer schräger Bauchmuskel

Mm. intercostales externi – Zwischenrippenmuskeln

Der gerade Bauchmuskel kann fast nicht isoliert gedehnt werden. Er wird über die Funktionskette Bauch-Brustkorb-Arme gedehnt und somit bei den Dehnungen des Brustkorbes vorne und der Gegenbewegung zur Beugehaltung immer mitgedehnt (wenn das Becken in einer neutralen Position ist).

Zu vermeiden

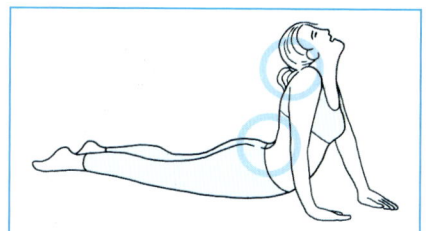

Abb. 7.6-2

Streckungen ohne zentrale Stabilisation des Rumpfes, Dehnungen mit hochgezogenen Schultern und Knick in der Halswirbelsäule sind belastend, verhindern einen korrekten Dehnreiz und sind zu vermeiden.

Zu tun

Die Streckung des Rumpfes soll in einem harmonischen Bogen mit aktivem M. transversus ausgeübt werden.

P6-1 (Abb. 7.6-3 a, b)

Der M. rectus abdominis kommt in dieser Übung über die ganze vordere Funktionskette in eine schöne Zugspannung.

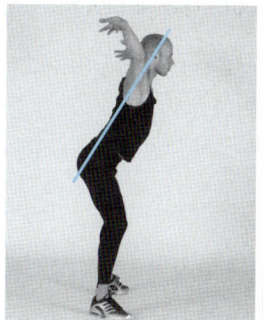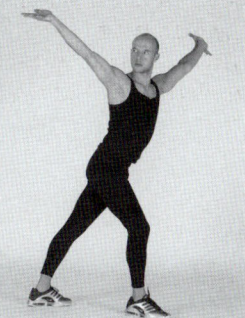

a: Den stabilisierten Rumpf nach vorne neigen, dann den Thorax in eine größtmögliche Streckung bringen, die LWS bleibt stabilisiert.
b: Wird zur Streckung zusätzlich eine Rotationsbewegung ausgeführt, wirkt die Dehnung auch auf Anteile der diagonalen Bauchmuskeln Mm. obliqui externus und internus.

Abb. 7.6-3 a, b

P6-2   (Abb. 7.6-4)

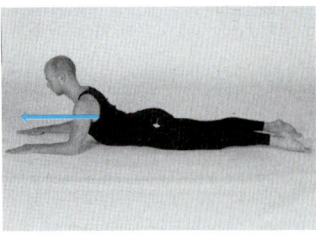

Dies ist die einzig mir bekannte Dehnübung, die bei korrekter Ausführung, den oberen Anteil des Rectus abdominis dehnt. Hände und Unterarme fest auf den Boden drücken und das Brustbein nach vorne ziehen.

Abb. 7.6-4

P6-3   (Abb. 7.6-5)

Die Streckung über den großen Ball ist die beste Möglichkeit, um den Bauch bzw. die ganze vordere Seite zu dehnen. Durch das Liegen auf dem Ball ist die ganze Wirbelsäule geschützt. Liegen die Arme auf dem Rumpf, wirkt der Dehnreiz direkt auf den Bauch.
Werden die Arme nach hinten gestreckt, wirkt der Dehnreiz auf die gesamte Kette Bauch-Brustkorb-Arme.

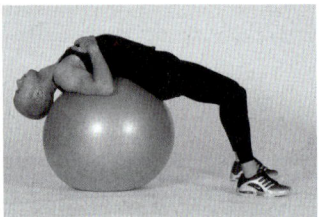 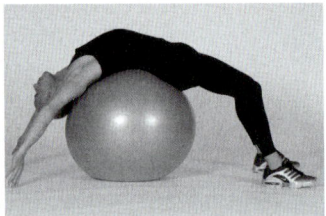

Abb. 7.6-5

P6-4   (Abb. 7.6-6)

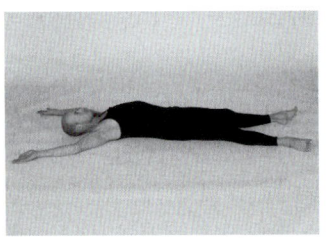

Das Becken liegt neutral mit der natürlichen Lendenlordose, die Schultern sind gesenkt, die Arme angenehm weit geöffnet. Bei zu großem Zug im Brustkorb oder in der Lendenwirbelsäule sollen die Arme weiter geöffnet werden.
Eine Wirbelsäulenunterstützung mit einem Lordosekissen ist sehr angenehm und entspannend.

Abb. 7.6-6

7.7 Pflichtdehnbereich 7: Gesäßmuskeln und Außenrotatoren

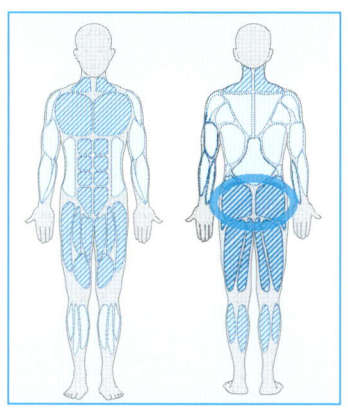

M. glutaeus maximus – großer Gesäßmuskel

M. glutaeus medius – mittlerer Gesäßmuskel

M. piriformis – birnenförmiger Muskel

weitere Außenrotatoren

Abb. 7.7-1

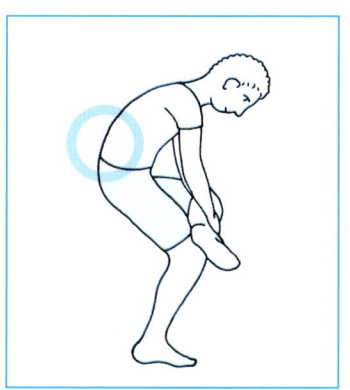

Für Personen, die eine Tendenz zu Ischiasschmerzen haben, kann die Dehnung dieses Bereichs sehr wichtig und angenehm sein. Bei akuten Ischiasschmerzen darf *nicht* gedehnt werden. Schmerzen, ausstrahlende Schmerzen, wiederkehrende Schmerzen gehören medizinisch abgeklärt.

Abb. 7.7-2

Zu vermeiden

Wird die Dehnung mit einer Beugung des Rumpfes kombiniert, kann der M. piriformis nicht gut oder gar nicht erreicht werden.

Zu tun

In allen Dehnpositionen soll der Dehnreiz und die Verstärkung des Dehnreizes über die Beckenkippung erfolgen.

P7-1   (Abb. 7.7-3 a, b)

Das Fußgelenk gut auf den Oberschenkel ablegen, keine Dehnung der Außenbänder des Fußes, den Oberkörper nach vorne neigen, die Dehnung mit einer Beckenkippung verstärken. Wenn es möglich ist, sich während der Dehnung abzustützen, dies einer freien Position immer vorziehen.

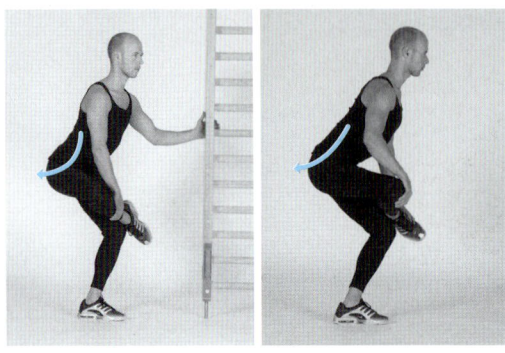

Abb. 7.7-3 a, b

P7-2   (Abb. 7.7-4)

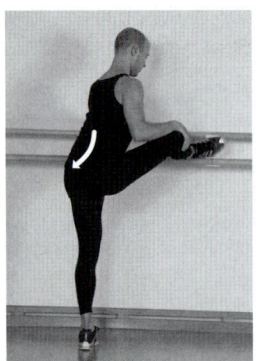

Diese Übungsvariante kommt aus dem Tanzbereich, sie ist sehr empfehlenswert.
Das Bein gut gebeugt und außenrotiert auf einer recht hohen Abstützung auflegen, den Oberkörper nach vorne neigen, dann die Dehnung über die Beckenkippung verstärken.
Die Abstützung muss hoch genug sein, sonst ist es schwierig, den Piriformis zu finden.

Abb. 7.7-4

P7-3: „Palm Beach"   (Abb. 7.7-5)

Hände und Fuß recht weit vom Becken entfernt aufstellen, einen Fuß auf den Oberschenkel des anderen Beins auflegen, darauf achten, dass die Außenbänder des Fußes nicht gedehnt werden. Die Dehnung über die Beckenkippung verstärken.
Als Steigerung den Standbeinfuß anziehen.

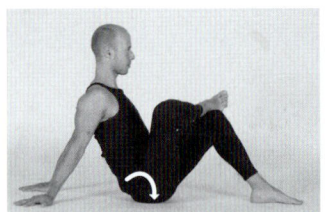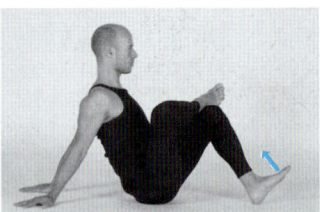

Abb. 7.7-5

P7-4: Knopf (Abb. 7.7-6)

Ein Fuß wird auf den Oberschenkel und das Knie dieses Beins (nicht das Schienbein) stabil in die Hände gelegt, dann das Becken kippen, das Steißbein Richtung Boden ziehen.
Variante: Das Halten am Kniegelenk ist keine Überlastung des Knies. Wer das Knie noch nicht fassen kann, darf am Oberschenkel halten. Die Dehnung ist dann weniger effizient, da der Hebel schlechter ist. Es gilt zu überprüfen, ob eine andere Piriformis-Dehnung nicht sinnvoller wäre.

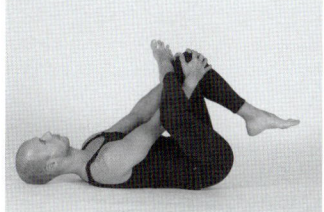 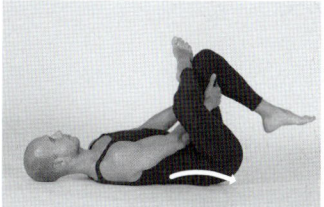

Abb. 7.7-6

P7-5 (Abb. 7.7-7)

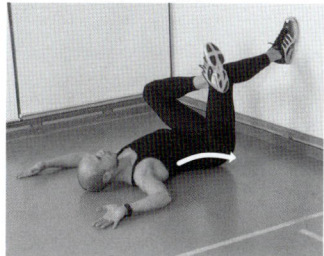

Unter- und Oberschenkel des abgestützten Beines bilden einen Winkel von 90°. Darauf achten, dass die Außenbänder des aufgelegten Fußes nicht gedehnt werden, dann das Becken kippen, das Steißbein Richtung Boden ziehen.

Abb. 7.7-7

P7-6 (Abb. 7.7-8 a, b)

Das vordere Bein gebeugt mit Flex-Fuß vor dem Becken platzieren, den anderen Oberschenkel soweit zurück spreizen wie möglich, dann den Oberkörper zum vorderen Knie rotieren und nach vorne neigen. Die Dehnung mit einer Beckenkippung verstärken.
Als Variante eignet sich die Position mit Hilfe des Steps: den Oberkörper gut zum vorderen Knie drehen, die Dehnung mit einer Beckenkippung verstärken.

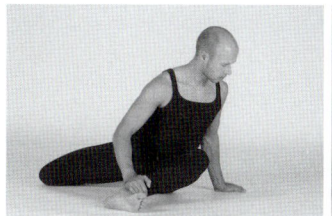 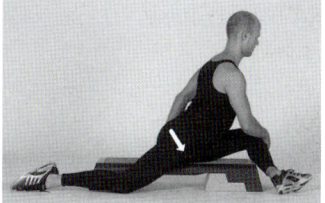

Abb. 7.7-8 a, b

P7-7   (Abb. 7.7-9)

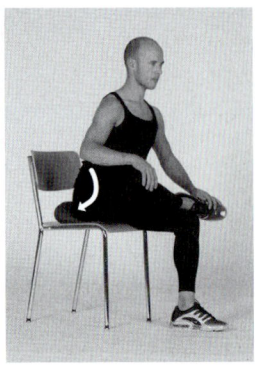

Die sitzende Variante eignet als Bewegungspause in Büro, Zug oder Flieger. Sich vorne auf den Stuhlrand setzen (vielleicht mit Hilfe eines Ball- oder Keilball-Kissens), einen Fuß auf den Oberschenkel legen, sich nach vorne neigen, die Dehnung mit einer Beckenkippung verstärken. Darauf achten, dass die Außenbänder des Fußes nicht gedehnt werden.

Abb. 7.7-9

7.8   Pflichtdehnbereich 8: Wadenbereich

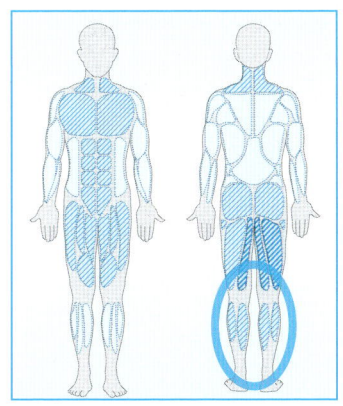

Abb. 7.8-1

M. gastrocnemius – Zwillingsmuskel

M. soleus – Schollenmuskel

M. flexor digitorum longus – langer Zehenbeuger

M. flexor hallucis longus – langer Großzehenbeuger

Werden die Dehnungen mit gestrecktem Knie ausgeführt, wird hauptsächlich der M. gastrocnemius gedehnt, bei gebeugtem Knie der eingelenkige M. soleus. Beide Muskeln enden am Fersenbein.
Aus Erfahrungswerten (Laufsport) empfehlen wir den M. soleus intensiver bzw. länger zu dehnen als den M. gastrocnemius (2/3 der Dehnzeit Soleus – 1/3 der Dehnzeit Gastrocnemius).

P8-1   (Abb. 7.8-2)

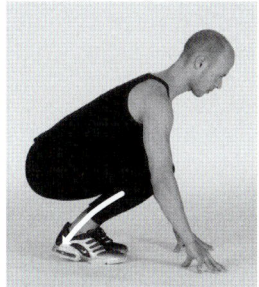

Die Übung dehnt den M. soleus, der enge Gelenkwinkel im Knie wird häufig als Kniebelastung bezeichnet. Die Position ist jedoch all-tags-funktionell, in vielen Kulturen gilt „die Hocke" als bequeme Sitzposition. Trotzdem raten wir davon ab, die Übung länger als 30 Sekunden zu halten. Bei Knieschmerz wird eine andere Variante empfohlen.
Werden die Zehen nach oben angehoben (barfuß), kommt eine wertvolle Dehnung der Zehenbeuger dazu.

Abb. 7.8-2

P8-2   (Abb. 7.8-3 a–d)

Ist das gedehnte Bein gestreckt, wirkt die Dehnung hauptsächlich auf den M. gastrocnemius, in gebeugter Position wirkt sie auf den M. soleus.
Das gedehnte Bein steht parallel. Wird die Dehnung frei im Raum ausgeführt, sind die Dehnwirkung und die Dehnwahrnehmung üblicherweise kleiner, als wenn die Übung mit einem Widerstand (Variante c + d) ausgeführt wird.

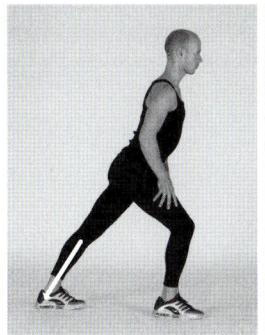 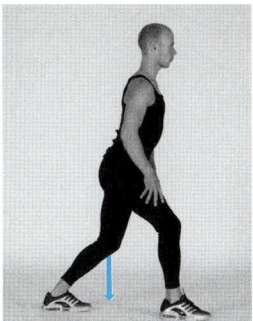 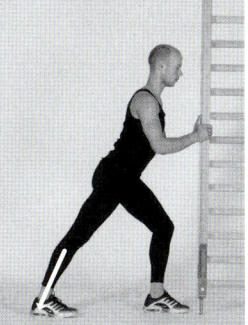 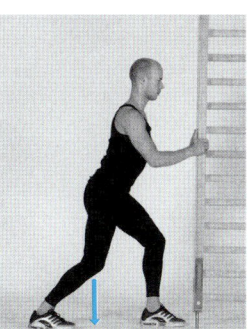

Abb. 7.8-3 a–d

P8-3   (Abb. 7.8-4 a–d)

Das Gewicht des Körpers nach unten sinken lassen. Auch hier gilt die Variante mit Gegenstand zum Halten als effizienter.

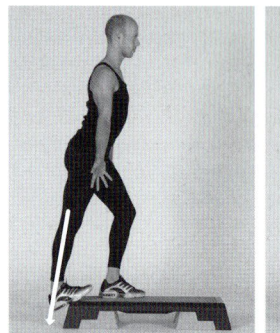 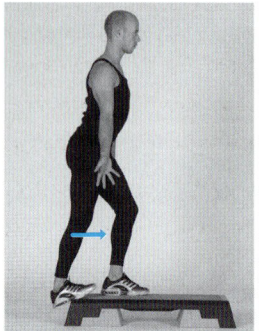 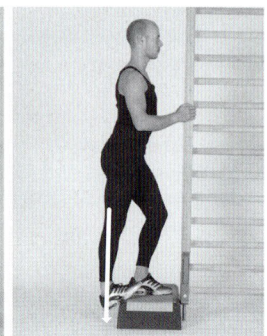 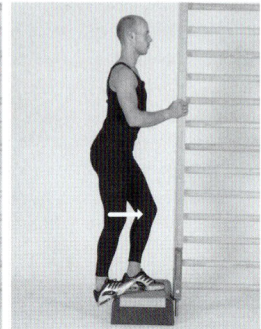

Abb. 7.8-4 a–d

P8-4   (Abb. 7.8-5 a, b)

Diese Übungsvariante fühlt sich üblicherweise sehr intensiv an und ist dann auch sehr wirksam. Bei Teilnehmern, deren Fußgelenk (Gelenkeinschränkungen) diese Position nicht zulässt, muss eine andere Übung gewählt werden.
Zur Verstärkung des Dehnreizes das Becken nach vorne schieben.

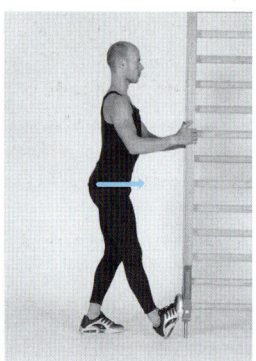 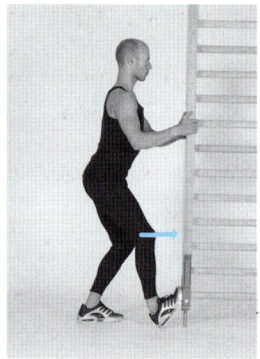

Abb. 7.8-5 a, b

8 Weitere Bereiche, die gedehnt werden dürfen

8.1 Rücken: Beugung und Streckung, Rotation, Seitneigung

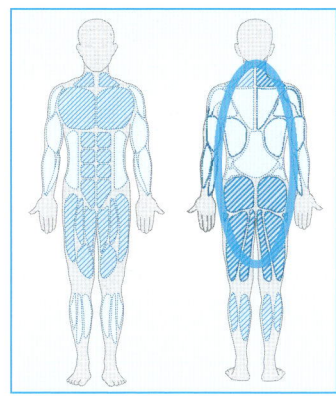

M. erector spinae – Strecker des Rumpfes

M. quadratus lumborum – viereckiger Lendenmuskel

M. glutaeus maximus – großer Gesäßmuskel

Transversospinale Muskulatur – Rotatoren der WS

M. obliquus internus abdominis – innerer schräger Bauch-muskel

M. obliquus externus abdominis – äußerer schräger Bauch-muskel

Mm. intercostales – Zwischenrippenmuskeln

M. quadratus lumborum – viereckiger Lendenmuskel

Abb. 8.1-1

Zu vermeiden

a: Die Muskulatur der Brustwirbelsäule ist der einzige Bereich, der in die Flexion nicht gedehnt wird. Die Beugefähigkeit der Brustwirbelsäule wird erhalten, aber nicht verstärkt. Die Lendenwirbelsäule darf mit Vorbehalt gedehnt werden. Wir dürfen nicht vergessen, dass die Muskulatur der LWS während des Sitzens immer exzentrisch angesteuert ist. Schmerzen und Verspannungen im LWS-Bereich bedeuten nicht automatisch, dass dort die Muskulatur zu wenig beweglich ist, es könnte gut auch das Gegenteil der Fall sein bzw. die Schmerzen können auch eine ganz andere Ursache haben.
Es ist wichtig, darauf zu achten, dass die Kraftfähigkeit sowie die Stabilisationsfähigkeit der Muskulatur gut gepflegt werden.
b: In den Rotationsbewegungen ist die gleichzeitige Beugung zu vermeiden. Alle in der Illustration gezeigten Positionen sind zu vermeidende Belastungen.
Die Rotation soll aus einer neutralen aufrechten Rumpfposition heraus ausgeführt werden.

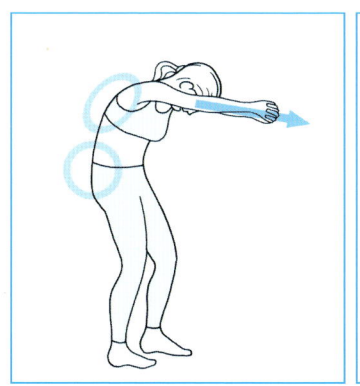

Abb. 8.1-2a   Abb. 8-1-2b

Zu tun

Um die tiefen Zwischenrippenmuskeln und die tiefen Rückenmuskeln optimaler zu erreichen, empfiehlt es sich in der maximalen Dehnintensität zu bleiben und tiefe Atmungsbewegungen auszuführen.

Beugung und Streckung

R1   (Abb. 8.1-3 a, b)

a: Die Füße müssen angenehm weit vom Becken entfernt platziert sein, die Hände können an den Schienbeinen oder am Boden liegen, um die Kippung zu ermöglichen. An den Füßen soll nicht gezogen werden, um den Hauptdehnreiz nicht auf die Fußaußenbänder zu richten. Dann das Becken so weit wie möglich kippen und mit einer lang gezogenen WS die Beckenkippung verstärken.
b: Die Beckenkippung beibehalten und die Wirbelsäule entspannen und in die Beugung sinken lassen. Eine gewisse Längsspannung der Wirbelsäule vom Becken aus immer beibehalten, die Beugung nicht verstärken.

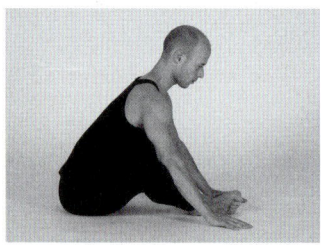 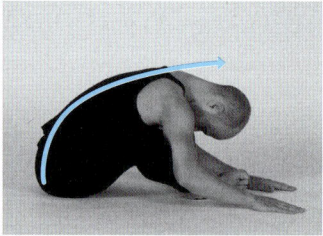

Abb. 8.1-3 a, b

R2   (Abb. 8.1-4 a, b)

Vermeide: diese Übung bei Knieschmerzen.
a: Diese Übung ist sehr beliebt, sie fühlt sich zur Entspannung außerordentlich angenehm an. Da die Position eine maximale Beugung nicht ermöglicht und der Oberkörper angenehm auf den Oberschenkeln abgestützt ist, wird sie von uns empfohlen.
b: Bei Druckschmerzen im Rist oder im Knie empfehlen wir die Variante b oder dann eine ganz andere Entspannungsübung, z.B. R3 oder unseren Favoriten R4.

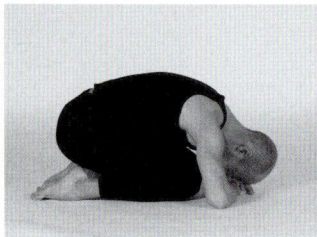 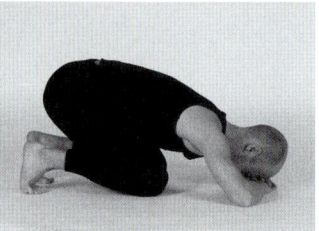

Abb. 8.1-4 a, b

R3 (Abb. 8.1-5 a, b)

a: Eine sanfte und angenehme Übung, die den Rückenstrecker entlang der Lendenwirbelsäule entspannt, ohne die WS zu belasten.
b: Zur Intensivierung kann die Stirn an die Knie herangezogen werden.

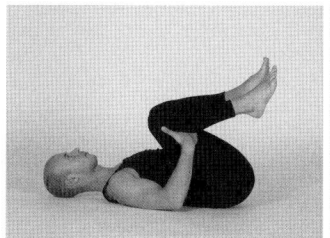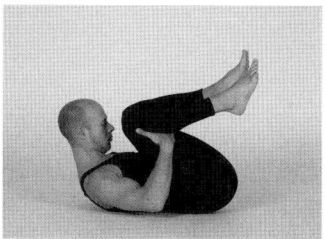

Abb. 8.1-5a, b

R4 (Abb. 8.1-6)

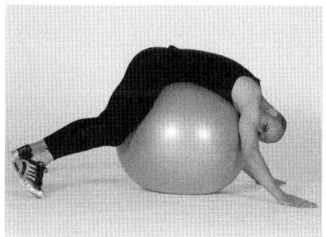

Unsere beliebteste Entspannungsposition: Da der Ball das Körpergewicht trägt, wird aus Druckbelastung Zugspannung, was trotz Beugung die Bandscheiben entlastet.

Abb. 8.1-6

R5 (Abb. 8.1-7)

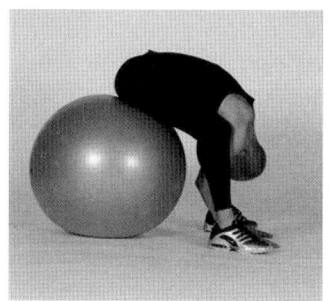

Die Übung, ob mit Ball oder Stuhl ausgeführt, wird nur empfohlen, wenn das Gewicht des Oberkörpers mit den Händen am Boden abgestützt ist. Den Kopf entspannt sinken lassen, so dass die Halswirbelsäule in eine angenehme Zugspannung kommt.

Abb. 8.1-7

Rotation

Zu vermeiden

In den Rotationen sollen Beugungen vermieden werden.

Zu tun

Eine weiterlaufende Rotation in der HWS unterstützt und verstärkt die Rotation der BWS.

RR 1   (Abb. 8.1-8 a–d)

a, b: Die Rotation im Stehen ist im Ausfallschritt am einfachsten zu kontrollieren, da bei der Drehung zum vorderen Bein die weiterlaufende Bewegung im Hüft- und Kniegelenk gebremst wird. Der Rumpf wird in neutraler, aufrechter Haltung stabilisiert.
c, d: Variante mit anspruchsvollerer Armposition. Die neutrale Rumpfposition bleibt stabilisiert, die Schultern gesenkt, die Arme in den Bewegungsachsen.

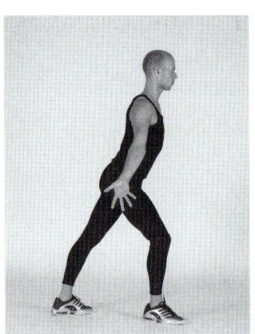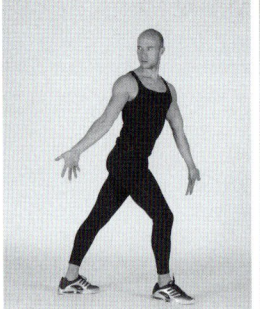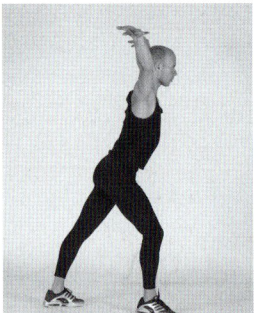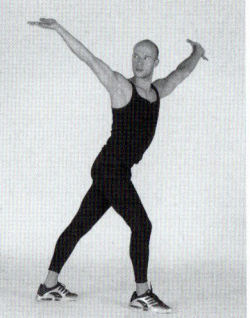

Abb. 8.1-8 a–d

RR 2   (Abb. 8.1-9 a, b)

Als einfachere Variante empfiehlt sich die Übung mit einem Arm.
a: Für die Variante mit einem Arm eignet sich als Ausgangsstellung die Grätschposition.
b: Wird die Übung im Ausfallschritt ausgeführt, soll die Rotation in Richtung zum vorderen Bein erfolgen. Der Oberkörper dreht sich um die Längsachse, der Rumpf ist in neutraler Position stabilisiert, der Kopf schaut in die Bewegungsrichtung.

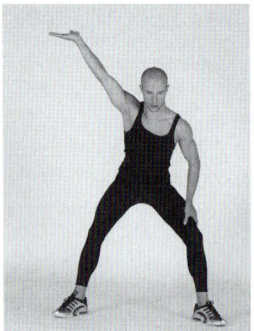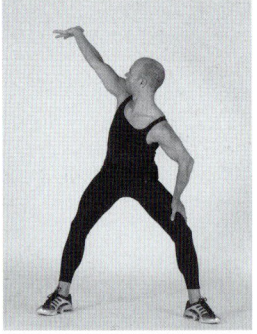

Abb. 8.1-9 a, b

RR 3 (Abb. 8.1-10)

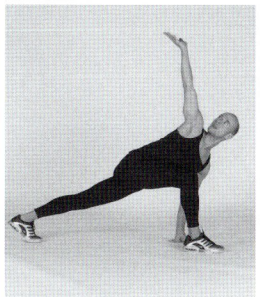

Als weiterführende Bewegung kann die Rotation direkt an die Übung P2-11 angefügt werden. Der ganze Körper muss aktiv stabilisiert werden, der Oberkörper dreht sich um die Längsachse.

Abb. 8.1-10

RR 4 (Abb. 8.1-11 a, b)

Diese Rotation kann als weiterlaufende Bewegung direkt an die Übung P3-9 angefügt werden. Sie ist von der Beweglichkeit, der Kraft und der Bewegungskompetenz her anspruchsvoll und eignet sich nur für fortgeschrittene Teilnehmer.

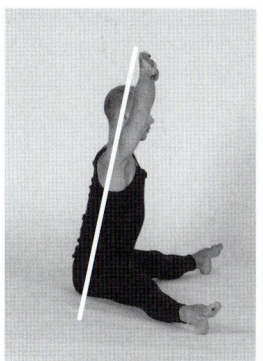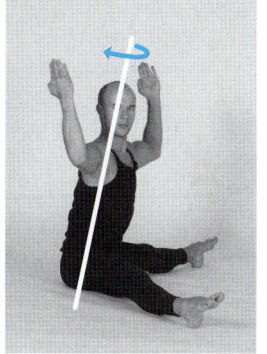

Abb. 8.1-11 a, b

RR 5 (Abb. 8.1-12 a, b)

Das Step als Hilfsmittel macht die Übungsausführung einfacher. Das Becken kann auch mit einem Keil, einem Keilball-Kissen oder einer zusammengerollten Matte erhöht werden.

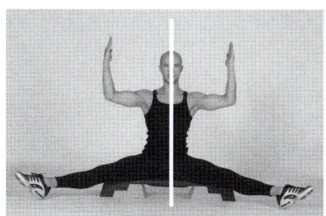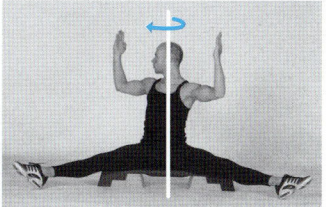

Abb. 8.1-12 a, b

RR 6   (Abb. 8.1-13)

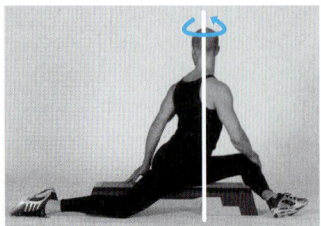

Die Rotation kann als weiterführende Übung an die Dehnung der Adduktoren angefügt werden. Mit dem Step ist eine schön gestreckte Rotation möglich.

Abb. 8.1-13

RR 7   (Abb. 8.1-14 a, b)

Spezielles: Die Rotation auf dem Stuhl sitzend ist äußerst effizient, da das Becken einfach in eine neutrale Position gekippt werden kann und so die Dehnung um die Längsachse mit der erforderlichen Längsspannung präzise ausgeführt werden kann. Die Arme machen als weiterlaufende Bewegung eine Außenrotation, sie bleiben in der Bewegungsachse, der Kopf rotiert in die Bewegungsrichtung.

Zur Intensivierung eignen sich am Bewegungsende tiefe Atmungen.

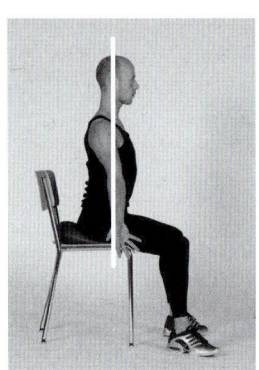 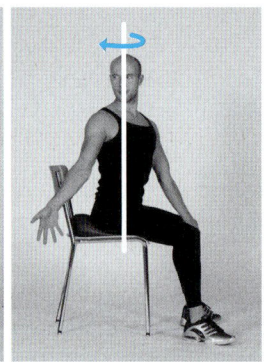

Abb. 8.1-14 a, b

RR 8   (Abb. 8.1-15 a, b)

Als einfachere Variante eignet sich die Übung mit einem Arm. Aus der stabilisierten Ausgangsstellung auf dem Stuhl oder auf dem großen Ball dreht der Oberkörper um die Längsachse abwechslungsweise in eine Richtung.
Die Dehnung mit tiefer Atmung verstärken.

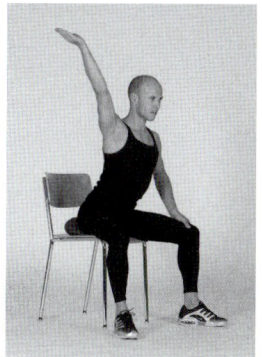 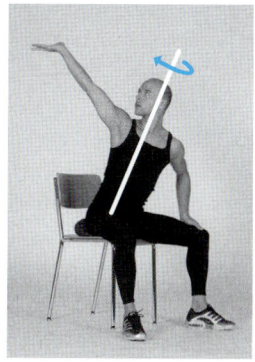

Abb. 8.1-15 a, b

RR 9   (Abb. 8.1-16)

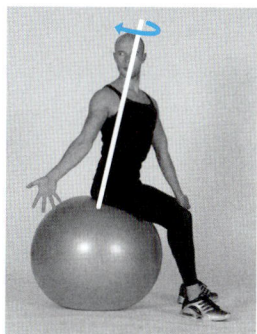

Als einfachere Variante kann auf dem Ball oder auf einem Stuhl die Rotation mit tiefer Armposition durchgeführt werden. Der führende Arm ist in einer Außenrotation, der Kopf schaut in die Bewegungsrichtung. Die Dehnung mit tiefer Atmung verstärken.

Abb. 8.1-16

RR 10: Ägyptische Vase   (Abb. 8.1-17 a–c)

Die Übung eignet sich nur für fortgeschrittene Teilnehmer ohne „Rückenproblematik". Im Langsitz kann das Becken nicht in eine absolut neutrale Position gekippt werden, was die Rotation bremst und, bei großer Beugung in der LWS, Fehlbelastungen für die WS bedeutet. Der Oberkörper dreht um die Längsachse, Seitneigung im Rumpf und im Kopf vermeiden.

a: Die größtmögliche Streckung des Rumpfes und die Rotation um die Längsachse werden vom hinteren Arm unterstützt.

b: Als Variante kann der Rumpf in der Rotation bleiben und der Kopf eine Gegenrotation ausführen.

c: Als weitere Intensivierung und für die Haltekraft kann der hintere Arm abgehoben werden, der Rumpf bleibt so gestreckt und rotiert wie möglich. Tiefe Atmung.

Die Kraft des vorderen Armes sorgt für die Aufrichtung, die Kraft des hinteren Armes für die Rotation.

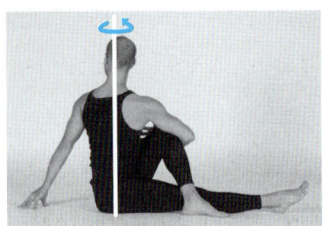 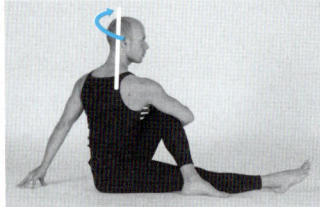 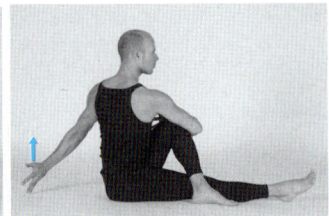

Abb. 8.1-17 a–c

RR 11   (Abb. 8.1-18)

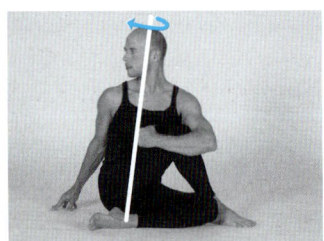

Als einfachere Variante kann das untere Bein angezogen werden, anschließend wird der gestreckte Oberkörper zum vorderen Knie rotiert. Die Körperstreckung und die Rotation werden durch den Krafteinsatz der Arme ausgeführt.

Abb. 8.1-18

RR 12   (Abb. 8.1-19)

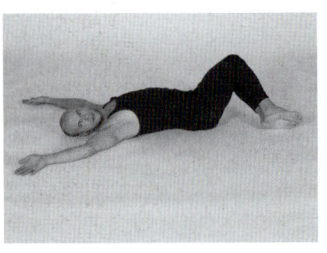

Die Füße sind geschlossen aufgestellt, die Knie ca. in einem 90°-Winkel, die Knie über die Außenkante des Fußes abwechslungsweise in eine Richtung sinken lassen. Der Kopf macht die weiterlaufende Bewegung der Rotation.
Der Schultergürtel ist Punktum fixum, die Knie Punktum mobile.
Diese Ausgangslage ist ideal, um die Rotation um Längsachse ohne Belastungen in der Wirbelsäule auszuführen.
Die Dehnung mit tiefer Atmung verstärken.

Abb. 8.1-19

RR 13: Herzöffner (Abb. 8.1-20)

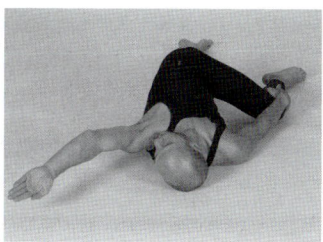

In dieser Variante liegt das Knie des abgewinkelten Beins auf dem Boden über dem ausgestreckten anderen Bein und eine Seite des Schultergürtels ist in der Luft.

Der Rumpf in neutraler Streckung kann mit Hilfe der Schwerkraft in die Dehnung hinein entspannt werden.

Aktiver Zug des Schulterblatts zum Boden verstärkt die Dehnung.

Abb. 8.1-20

Seitneigung

Zu vermeiden

In den Seitneigungen ist die gleichzeitige Beugung zu vermeiden, da sie unnötige Belastungen für die Wirbelsäule bedeuten.

Zu tun

Die Seitneigung soll aus einer neutralen stabilisierten Rumpfposition heraus ausgeführt werden.

Die Dehnposition kann über den Brustkorb und über das Becken erfolgen. Besonders intensiv ist die Dehnung, wenn die beiden Bewegungen kombiniert werden. In dieser kombinierten Ausführung kann der Dehnreiz wunderbar in den M. quadratus lumborum gesetzt werden.

RSN 1 (Abb. 8.1-21 a–d)

a: Aus der Grätschstellung mit aufrechtem Rumpf, ein Arm ist ausgestreckt, der andere auf das Knie aufgestützt, die maximale Bewegung einnehmen.
b: Jetzt mit dem Becken eine Seitneigung in die Gegenrichtung ausführen.
c: Mit dieser Arm-Variante wird die Schulterkontrolle einfacher. Die Arme gekreuzt vor der Stirn platzieren und den stabilisierten Rumpf in die Neigung bringen.
d: Das Becken in die Gegenneigung ziehen.

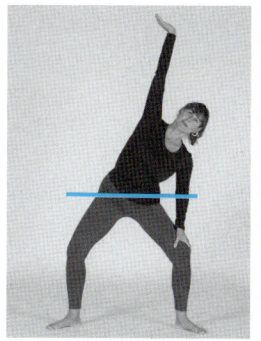 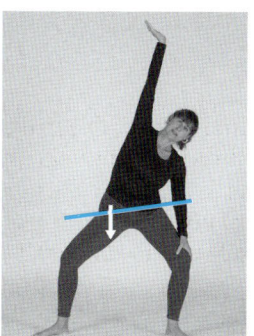 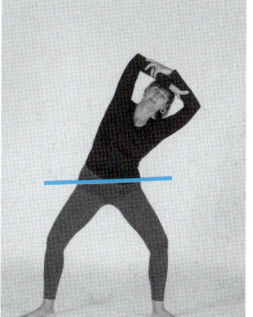 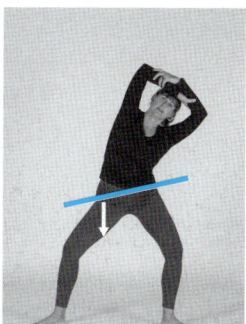

Abb. 8.1-21 a–d

RSN 2   (Abb. 8.1-22 a, b)

Die sitzende Variante kann als weiterführende Übung zu Übung P3-8 angefügt werden. Sie eignet sich nur für fortgeschrittene Teilnehmer, die bereits auf den Sitzbeinhöckern sitzen können und so den Rumpf und das Becken neutral oder beinahe neutral platzieren können. In der Dehnung die Streckung des Rumpfes mit der Kraft der Arme verstärken.

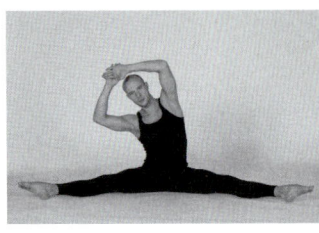 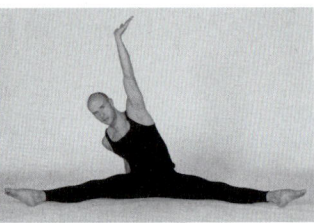

Abb. 8.1-22 a, b

RSN 3   (Abb. 8.1-23 a, b)

Mit dem Step als Hilfsmittel lässt sich die Ausgangsstellung leichter einnehmen, das macht die Übungsausführung einfacher.
Das Becken kann auch mit einem Keil, einem Keilball-Kissen oder einer zusammengerollten Matte erhöht werden.

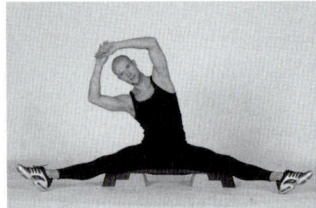 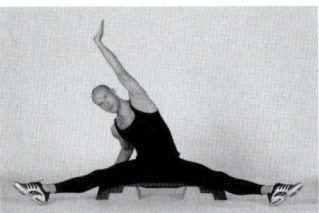

Abb. 8.1-23 a, b

8.2 Schultern

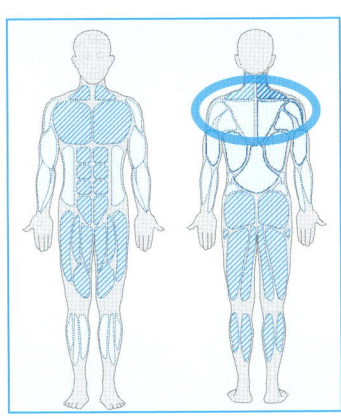

M. levator scapulae – Schulterblattheber

M. trapezius (quer) – Kapuzenmuskel (quer verlaufende Fasern)

M. rhomboideus – Rautenmuskel

M. serratus anterior – seitlicher Sägemuskel

Abb. 8.2-1

Zu vermeiden

Bei der Dehnung der Schulterblattmuskeln (Retraktoren) soll die Wirbelsäule nicht gleichzeitig gebeugt werden.

Zu tun

Die Dehnung soll ohne Beugebelastung präzise in die Rhomboideen und in den Trapezius gesetzt werden.

WB Schulter 1   (Abb. 8.2-2)

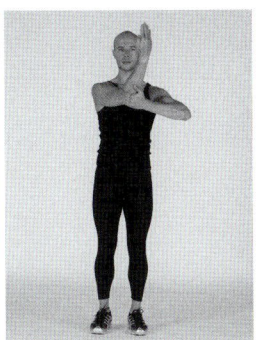

Mit stabilisiertem Rumpf den Ellbogen auf Schulterhöhe Richtung Körpermitte ziehen.

Abb. 8.2-2

WB Schulter 2   (Abb. 8.2-3 a–d)

Die Unterarme überkreuzen, die Schultern nach vorne ziehen, anschließend einen Ellbogen abwechslungsweise Richtung Körpermitte ziehen. Mehr Zug und das Senken des Schulterblattes verstärken die Dehnung.

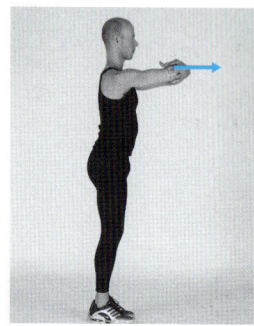 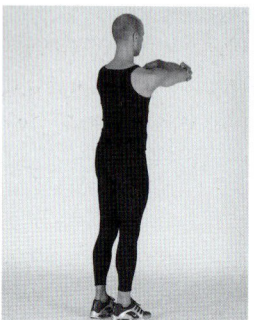 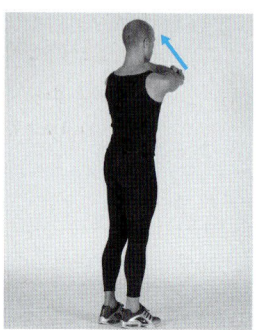

Abb. 8.2-3 a–c

8.3 Schienbeinbereich

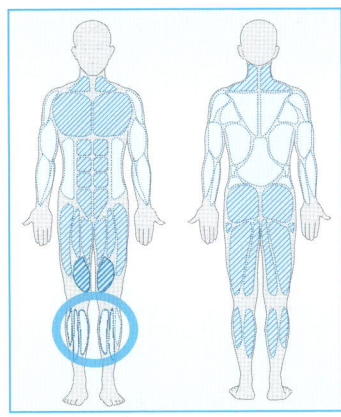

M. tibialis anterior – vorderer Schienbeinmuskel

M. extensor digitorum longus – langer gemeinschaftlicher Zehenstrecker

M. extensor hallucis longus – Großzehenstrecker

Achten Sie bei allen Schienbeindehnungen darauf, dass der Fuß nicht nach innen oder nach außen rotiert.

Abb. 8.3-1

WB Schienbein 1 (Abb. 8.3-2)

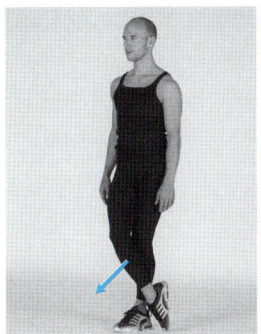

Die Übung sollte nur mit Turn- oder ähnlichen Schuhen ausgeführt werden, dann sind die Zehengrundgelenke geschützt, und die Dehnung im M. tibialis ist verstärkt.
Das vordere Bein muss gut überkreuzt sein, der Fuß stabil am Boden stehen.
Die Intensität der Dehnung mit Druck auf die vordere Wade verstärken.

Abb. 8.3-2

8.4   Beckenaußenseite

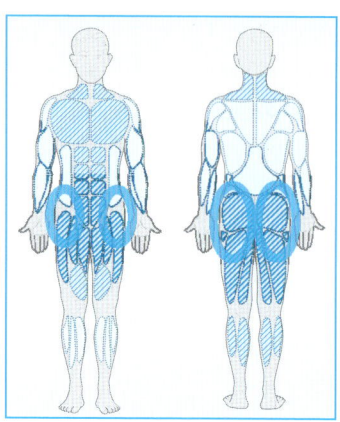

M. glutaeus medius – mittlerer Gesäßmuskel

M. glutaeus minimus – kleiner Gesäßmuskel

M. glutaeus maximus – großer Gesäßmuskel

M. tensor fasciae latae - Schenkelspanner

Abb. 8.4-1

WB Beckenaußen 1: Bretzel   (Abb. 8.4-2)

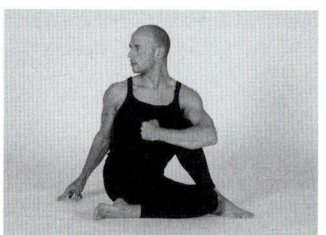

Den Oberkörper so weit es geht strecken, das überkreuzte Bein Richtung Körpermitte ziehen.
Die gezeigte Übung gleicht der Übung RR 10 des Kapitels „Rotation der WS" (s. S. 100), hier spielt die Rotation der BWS jedoch eine untergeordnete Rolle, der Zug auf das angezogene Bein bewirkt die Dehnung.

Abb. 8.4-2

WB Beckenaußen 2   (Abb. 8.4-3)

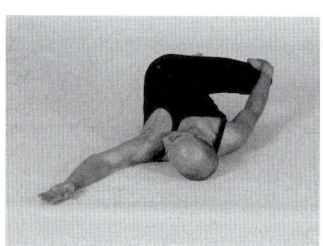

Die gezeigte Übung gleicht der Übung RR 13 des Kapitels „Rotation der WS" (s. S. 101), hier spielt die Rotation der BWS jedoch eine untergeordnete Rolle, die Schulter ist Punktum fixum am Boden, das Knie ist Punktum mobile.
Das Knie liegt bei dieser Übung nicht auf dem Boden, der Zug auf das angezogene Bein bewirkt die Dehnung.

Abb. 8.4-3

8.5 Oberarm vorne

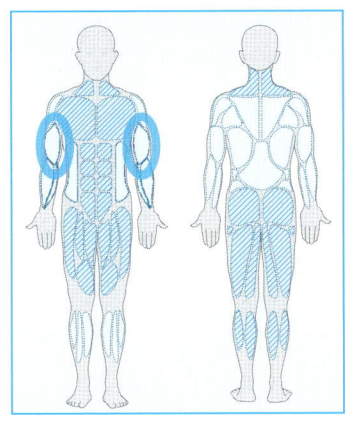

M. biceps brachii – zweiköpfiger Armbeuger

M. brachialis – Armbeuger

M. pronator teres – runder Einwärtsdreher

M. brachioradialis – Oberarm-Speichen-Muskel

Abb. 8.5-1

Zu vermeiden

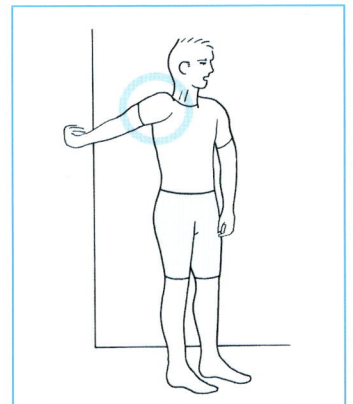

Bei Bizeps-Dehnungen muss darauf geachtet werden, dass die Schulterkapsel nicht überbelastet wird. Deshalb raten wir hier von passiven Dehnungen ab.

Abb. 8.5-2

WB Oberarm vorne 1 (Abb. 8.5-3)

Die Arme außenrotiert nach hinten ziehen.

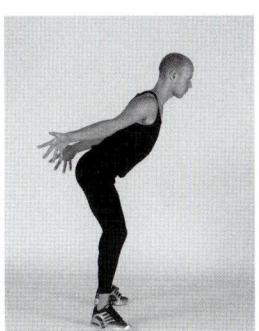

Abb. 8.5-3

8.6   Oberarm hinten

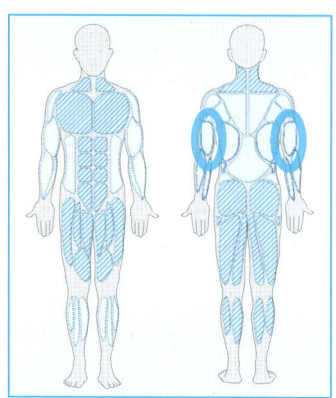

M. triceps brachii – dreiköpfiger Armstrecker

M. latissimus dorsi – breiter Rückenmuskel

Abb. 8.6-1

Zu vermeiden

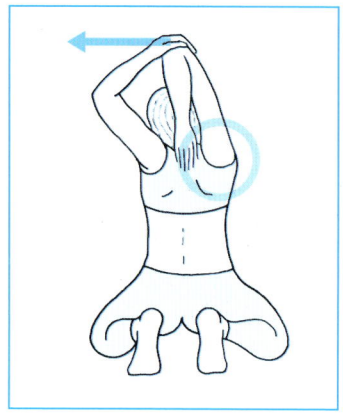

Bei der Trizeps-Dehnung gilt es ebenfalls, das Schultergelenk zu schützen. Wird der Ellbogen über den Schultergelenkpunkt nach medial gezogen, ist die Belastung auf das Gelenk zu groß. Der Schutz des Schultergelenks hat immer erste Priorität.

Abb. 8.6-2

Zu tun

Wir empfehlen, den Ellbogen nur über das Schultergelenk zu ziehen und anschließend den Dehnreiz mit der Seitneigung des Rumpfes über die Muskelkette zu setzen.

WB Oberarm hinten 1   (Abb. 8.6-3 a, b)

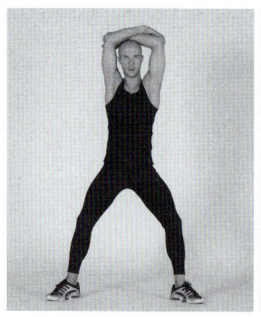
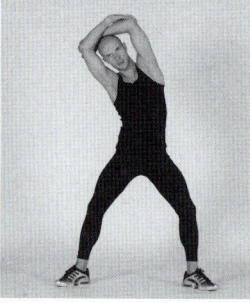

Abb. 8.6-3 a, b

8.7   Hand- und Fingerstrecker sowie Hand- und Fingerbeuger

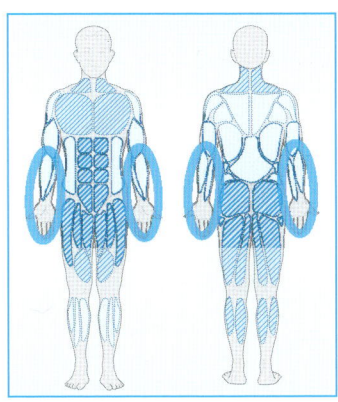

M. extensor carpi ulnaris – ulnarer Handstrecker
M. extensor digiti minimi – Kleinfingerstrecker
M. extensor digitorum – 2. bis 5. Fingerstrecker
M. extensor indicis – Zeigefingerstrecker
M. extensor carpi radialis longus/brevis – langer/kurzer
Handstrecker des Unterarms
M. flexor carpi ulnaris – Handbeuger (Richtung Ellenseite)
M. palmaris longus – Handwurzelgelenkbeuger
M. flexor carpi radialis – Handbeuger
(Richtung Speichenseite)
M. flexor digitorum superficialis – Fingerbeuger der Mittel-
und Grundgelenke
M. flexor digitorum profundus – Fingerbeuger der
Endgelenke

Abb. 8.7-1

Wir empfehlen, die Dehnungen des Unterarms (Streckung und Beugung) immer in Kombination auszuführen. Auch wenn eine Unterarmverspannung (Tennisarm) in den Handstreckern stattfindet, sollen die Beuger ebenfalls gedehnt werden.

WB Hand- und Fingerbeuger und -strecker 1   (Abb. 8.7-2)

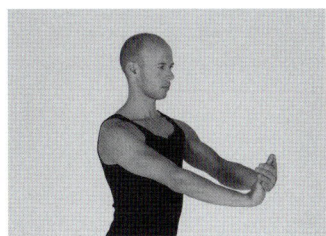

Je nachdem, in welchem Winkel das Handgelenk platziert, rutscht die Dehnung mehr in die Fingerbeugermuskeln, deshalb empfehlen sich hier die bewegt-statischen Dehnungen besonders. Die Dehnposition über die Finger aufbauen und erst anschließend das Handgelenk einbeziehen.

Abb. 8.7-2

WB Hand- und Fingerbeuger und -strecker 2   (Abb. 8.7-3)

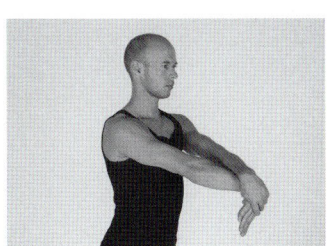

Der Ellbogen bleibt gestreckt, die Hand wird nach innen rotiert und dann diagonal nach hinten und oben gezogen. Die Übung kann mit geschlossener Hand (Faust) ausgeführt werden, dann verschiebt sich die Dehnung Richtung Handgelenk und Hand.

Abb. 8.7-3

WB Hand- und Fingerbeuger und -strecker 3   (Abb. 8.7-4 a–c)

Die verschränkten Hände drehen und die obere Hand in der weiterlaufenden Bewegung in die Dehnung hineinziehen.

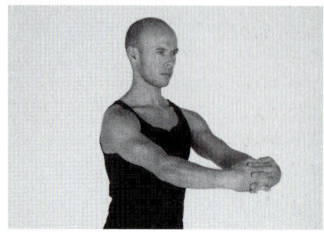 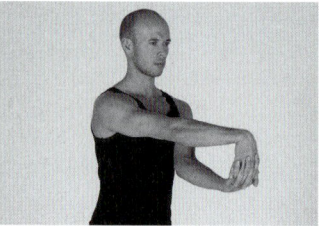 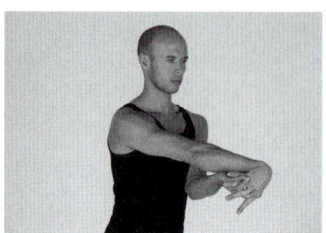

Abb. 8.7-4 a–c

Anmerkungen

[1] Klee (1), 12–22
[2] Freiwald/Engelhard (2)
[3] Freiwald/Engelhard (1), 327–336
[4] Freiwald/Engelhard (4)
[5] Wiemann (3), 783–786; 816–818
[6] Wiemann (4), 91–106
[7] Halbertsma/Ludwig/Göeken, 976–981
[8] Johnson/Polgar, 111–129
[9] Silver/Garza/Rang, 432-437
[10] Reuter/Engelhard/Freiwald, 181–184
[11] Zehr/Sale, 363–378
[12] Hutton/Atwater (1), 406–421
[13] Gandevia/Mc Closkey, 62–65
[14] Jahnke/Proske/Struppler, 103–112
[15] Viol (2), 22–25
[16] Viol (1), 105–108
[17] Schultz/Stinus/Hess/Bieder, 14–21
[18] Maehl, 35–37; 20–22; 12–14
[19] Wydra/Bös/Karisch, 386–400
[20] Ullrich/Gollhofer, 336–345
[21] Freiwald/Engelhard (3), 72–101
[22] Wiemann (2), 40–71
[23] Wiemann (1), 295–306
[24] Kornberg/Lew, 481–487
[25] Madding/Wong/Hallum/Medeiros,
      409–416
[26] Murphy (2), 67–70
[27] Murphy (1), 59–66
[28] Worell, 154–159
[29] Etnyre/Lee (3), 222–228
[30] Moore/Hutton (1), 322–329
[31] Wallin, 263–268
[32] Mora
[33] Sullivan/Dejula/Worell, 1383–1389
[34] Möller/Ekstrand/Öberg /Gillquist,
      171–173
[35] Sady/Wortman/Blanke, 261–263
[36] Osternig, 106–111
[37] Godges/MacRea/Longdon/Tinberg/MacRea,
      350–357
[38] Lucas/Koslow, 615–618
[39] Gajdosik, 250–255
[40] Vujnovich, 145–153
[41] Saal, 537–555
[42] Wittekopf/Schober/Kraft, 142–144
[43] Hoster (2), 150–153
[44] Wilkinson, 283–287
[45] Houglum, 19–39
[46] Blanpied, 345–353
[47] De Morree, 4–9
[48] Meijer/van Dijk, 193–196

[49] Kirsch, 166–168
[50] Lentelt/Hetherington, 200–207
[51] Hennig/Podzielny, 253–260
[52] Wiemann (5), 411–421
[53] High/Howley/Franks, 357–361
[54] Stanish/Hubley-Kozey (2), 21–31
[55] Beaulieu, 59–69
[56] Noonan (2), 783–806
[57] Fagan, 335–336
[58] Safran (2), 239–249
[59] Buroker/Schwane, 65–83
[60] Fyfe, 601–625
[61] van Mechelen (1), 711–719
[62] Noonan (1), 257–261
[63] Taylor, 190–194
[64] Chan, 195–202
[65] Safran (1), 123–129
[66] Jacobs, 151–155
[67] Smith (1), 12–17
[68] Rodenburg, 414–419
[69] Smith (2), 103–107
[70] Shellock, 267–278
[71] van Mechelen (2), 320–335
[72] Herbert, 141–149
[73] Stanish (1), 731–745
[74] Hutton (2), 29–37
[75] Norris, 127–138
[76] Sommer, 40–42
[77] Ekstrand/Gillquist/Liljedahl (1),
      116–120
[78] Ekstrand/Gillquist (2), 63–67
[79] Edgerton/Smith/Simpson, 259–266
[80] Fung
[81] Magid/Law, 1280–1282
[82] Goldspink (1), 733–742
[83] Goldspink (2), 211–229
[84] Sölveborn (1)
[85] Guissard/Duchateau/Hainaut, 47–52
[86] Entyre/Kinugasa (1), 259–264
[87] Moore/Kukulka (2), 321–333
[88] Osternig, 106–111
[89] Freiwald/Engelhardt/Konrad/Jäger/
      Gnewuch (6), 3–10
[90] Freiwald/Engelhardt (7), 99–106
[91] Wiemann/Klee/Startmann (6),
      111–118
[92] Wiemann/Klee (7), 5–9
[93] Wydra,/Glück/Roemer (2), 10–16
[94] Wydra (3), 409–427
[95] Fürst, 218–222
[96] Simons/Mense, 1–17

[97]   Shrier/Gossal, 57–63
[98]   Shrier, 221–227
[99]   Pope/Herbert/Kirwan/Graham,
        272–277
[100] Hartig/Henderson, 173–176
[101] Marschall, 5–9

[102] Kokkonen/Nelson/Cornwell, 411–415
[103] Güllich/Schmidtbleicher, 17–71
[104] Schober/Kraft/Wittekopf/Schmidt,
        88–91

Literatur

Albrecht K: Körperhaltung – Haltungskorrektur und Stabilität in Training und Alltag. Stuttgart: Haug; 2003.

Alter MJ (1): Das Stretching Handbuch. München: Goldmann; 1989.

Alter MJ (2): Science of Stretching. Human Kinetics Books; 1988.

Alter MJ: Science of Flexibility. 2nd edition. Human Kinetics; 1996.

Anderson B: Stretching. Waldeck-Dehringhausen: F. Hübner; 1982.

Bar-Or O: The Child and Adolescent Athlete. Oxford: Blackwell; 1996.

Beaulieu JE: Developing a Stretching Programm. The Physician and Sports Medicine. 1981; 9 (11): 59–69.

Blanpied P et al.: The Effects of Different Stretch Velocities on Average Force of the Shortening Phase in the Stretch-Shorten Cycle. JOSPT. 1995; 21 (6): 345–353.

Buroker K, Schwane J: Does Postexercise Static Stretching Alleviate Delayed Muscle Soreness. The Physician and Sportsmedicine. 1989; 17 (6): 65–83.

Butler DS: Mobilisation of the Nervous System. Edingburgh: Churchill Livingstone; 1991.

Chan KM, et al: Sports Injuries Survey on University Students in Hong Kong. Brit J Sports Medicine. 1984; 18 (3): 195–202.

David E: Grundlagen der Sportphysiologie. Erlangen: perimed; 1986.

De Morree J: Muskeldehnen bei Sportlern kritisch betrachtet. Physiotherapie. 1995; 11: 4–9.

Edgerton VR, Smith JL, Simpson DR: Muscle fibre type population of human leg muscles. Histochemical Journal 1975; 7: 259–266.

Ekstrand J, Gillquist J, Liljedahl S (1): Prevention of soccer injuries. Am J Sports Med. 1983; 11: 116–120.

Ekstrand J, Gillquist J (2): Incidence of soccer injuries and their relation to training and team success. Am J Sports Med. 1983; 11: 63–67.

Etnyre BR, Kinugasa L (1): Post-contraction variations in motor pool excitability. Electromyogr clin Neurophysiol. 1990; 30: 259–264.

Etnyre BR, Abraham LD (2): Gains in range of ankle dorsiflexion using three popular stretching techniques. American Journal of Physical Medicine. 1986; 65: 189–196.

Etnyre BR, Lee EJ (3): Chronic and Acute Flexibility of Men and Woman Using Three Different Stretching Techniques. Research Quarterly for Exercises and Sport. 1988; 59 (3): 222–228.

Fagan JM et al: The perceived relationship between back symptoms and preceding injury. Injury. 1995; 26 (5): 335–336.

Fetz F: Bewegungslehre der Leibesübungen. Frankfurt/M.; 1972.

Freiwald J, Engelhard M (1): Beweglichkeit und ihre Einschränkungen. TW Sport und Medizin. 1994; 6 (5): 327–336.

Freiwald J, Engelhard M (2): Beweglichkeit, Ursachen und Beeinflussung durch Training. Bodylife. 1995.

Freiwald J, Engelhard M (3): Zu Einschränkungen der Beweglichkeit, deren Ursachen und möglicher Interventionen. In: Hoster M, Nepper HU (Hrsg.): Dehnen und Mobilisieren. Waldenburg: Krankengymnastikschule Waldenburg; 1993: 72–101.

Freiwald J, Engelhard M (4): Beweglichkeit – Neuere Gedanken und Erkenntnisse. Seminarunterlagen. Bruchsal: 1995.

Freiwald J (5): Prävention und Rehabilitation im Sport. Reinbek: Rowohlt; 1989.

Fürst DO: Titin, ein molekularer Gigant regiert im quergestreiften Muskel. Deutsche Zeitschrift für Sportmedizin. 1999; 50 (7+8): 218–222.

Fürst DO: Molekulare Physiologie des Muskels. In: Spuler S, von Moers A (Hrsg.): Muskelkrankheiten. Grundlagen. Diagnostik und Therapie. Stuttgart, New York: Schattauer; 2003: 8–16.

Fung YC: Mechanical Properties of Living Tissues. In: Biomechanics. Springer; 1981.

Fyfe I et al: The use of Eccentric Training and Stretching in the Treatment and Prevention of Tendon Injuries. Clinics in Sports Medicine, Tendinitis 1 (1992) 11/3/601–625.

Gajdosik RL: Effects of Static Stretching on the Maximal Length and Resistance to Passive Stretch of Short Hamstring Muscles. JOSPT. 1991; (December/6): 250–255.

Gandevia SC, McCloskey DI et al: Kinaesthetic signals and muscle contraction. Trends Neurosciences. 1992; 15 (2): 62–65.

Godges JJ, MacRea H, Longdon Ch, Tinberg Ch, MacRea P: The Effect of two Stretching Procedures on Hip Range of Motion and Gait Economy. JOSPT. 1989; (March): 350–357.

Goldspink G (1): Effect of denervation on the adaptation of sarcomere number and muscle extensibility to the functional length of the muscle. J Physiology. 1974; 236: 733–742.

Goldspink G (2): Cellular and molecular aspects of adaptation in skeletal muscle. In: Komi PV (ed): Strength and Power in Sport. Oxford: Blackwell; 1992: 211–229.

Guissard N, Duchateau K, Hainaut K: Muscle stretching and motoneuron excitability. European J Appl Physiol. 1988; 58: 47–52.

Halbertsma J, Ludwig N, Göeken H: Stretching Exercises: Effect on Passive Extensibility and Stiffness in Short Hamstrings of Healthy Subjects. Arch Phys Med Rehabil. 1994; 75 (9): 976–981.

Harre D: Trainingslehre. Berlin (DDR); 1971.

Hennig E, Podzielny S: Die Auswirkungen von Dehn- und Aufwärmübungen auf die Vertikalsprungleistung. Deutsche Zeitschrift für Sportmedizin. 1994: 45 (6): 253–260.

Herbert R: The Passive Mechanical Properties of Muscle and Their Adaptations to Altered Patterns of Use. Australian Journal of Physiotherapy. 1988; 34 (3): 141–149.

High DM, Howley ET, Franks BD: The Effects of Static Stretching and Warm-up on Prevention of Delayed-Onset Muscle Soreness. Research Quartely for Exercises and Sport. 1989; 60 (4): 357–361.

Hollmann W, Hettinger Th: Sportmedizin – Arbeits- und Trainingsgrundlagen. Stuttgart/New York; 1980.

Holt LE: Scientific Stretching for Sport. Halifax: Eigenverlag; 1971.

Hoster M, Nepper HU (1): Dehnen und Mobilisieren. Waldenburg: Krankengymnastikschule Waldenburg; 1994.

Hoster M (2): Zur Bedeutung verschiedener Dehnungsarten bzw. Dehnungstechniken in der Sportpraxis. Leichtathletik. 1987; 44: 150–153.

Houglum PA: Soft Tissue Healing and its Impact on Rehabilitation. Journal of Sport Rehabilitation. 1992; 1: 19–39.

Hutton RS, Atwater SW (1): Acute and Chronic Adaptations of Muscle Proprioceptors in Response to Increased Use. Sports Medicine. 1992; 14 (6): 406–421.

Hutton RS (2): Neuromuscular Basis of Stretching Exercises. In: Komi PV (ed): Strength and Power in Sport. Oxford: Blackwell; 1992: 29–37.

Jacobs SJ et al: Injuries to Runners: A study of entrants to a 10000m race. Am J Sports Medicine. 1986; 14 (2): 151–155.

Jahnke MT, Proske U, Struppler A: Measurements of muscle stiffness, the electromyogramm and activity in single muscle spindels of human flexor muscles following conditioning by passive stretch or contraction. Brain Research. 1989; 493: 103–112.

Janda V: Muskelfunktionsdiagnostik. Darmstadt: Th. Steinkopff; 1972.

Johnson MA, Polgar J et al: Data on the Distribution of Fibre Types in Thirty-six Human Muscles. J Neurolocigal Siences. 1973; 18: 111–129.

Kendal F, McCreary E: Muskeln, Funktionen und Test. Gustav Fischer; 1988.

Kirsch R et al: Effect on maintained stretch on the range of motion of the human ankle joint. Clinical Biomecanics. 1995; 10 (3): 166–168.

Knebel KP: Funktionsgymnastik. Reinbek: Rowohlt; 1985.

Kornberg C, Lew P: The Effect of Stretching Neural Structures on Grade One Hamstring Injuries. JOSPT. 1989; (June): 481–487.

Lampl M, Veldhuis ID, Johnson ML: Saltation and stasis: A model of human growth. Science. 1992; 258: 801–803.

Lentelt G, Hetherington et al: The Use of Thermic Agents to Influence the Effectiveness of a Low-Load Prolonged Stretch. JOSPT. 1992; (May/16): 200–207.

Lucas RC, Koslow R: Comparative Study of Static, Dynamic, and Proprioceptive Neuromuscular Facilitation Stretching Techniques on Flexibility. Peceptual and Motor Skills. 1984; 58: 615–618.

Madding SW, Wong JG, Hallum A, Medeiros JM: Effect of Duration of Passive Stretch on Hip Abduction Range of Motion. JOSPT. 1987; (8/8): 409–416.

Maehl O: Beweglichkeit und Beweglichkeitstraining. Sport Praxis 1986; (6): 35–37, 1987; (1): 20–22, 1987; (2): 12–14.

Magid A, Law DJ: Myofibrils bear most of the resting tension in frog skeletal muscle. Science. 1985; 230: 1280–1282.

Markworth P: Sportmedizin. Reinbek: Rowohlt; 1983.

Mechelen W van et al (1): Prevention of running injuries by warm-up, cool-down, and Stretching exercises. Am J Sports Medicine. 1993; 21 (5): 711–719.

Mechelen W van (2): Running Injuries. A Review of the Epidemiological Literature. Sports Medicine. 1992; 14 (5): 320–335.

Meijer H, van Dijk N: Rekken. Geneesekunde en Sport. 1989; 22 (6): 193–196.

Michler P: Gymnastik aber richtig! Muskelfunktionstests. Hard: Eigenverlag Peter Michler; 1993.

Möller M, Ekstrand J, Öberg B, Gillquist J: Duration of Stretching Effect on Range of motion in Lower Extremities. Arch. Phys. Med. Rehabil. 1985; 66: 171–173.

Moore MA, Hutton RS (1): Electromyographic investigation of muscle stretching techniques. Medicine and Science in Sports and Exercises. 1980; 12 (5): 322–329.

Moore MA, Kukulka CG (2): Depression of Hoffmann reflexes following voluntary contraction and implications for proprioceptive neuromuscular facilitation therapy. Phys Therapy. 1991; 71: 321–333.

Mora J: Dynamic Stretching. Triathlete. 1990 (Nov./Dec.).

Murphy DR (1): Dynamic Range of Motion Training: An Alternative to Static Stretching. Chiropractic Sports Medicine. 1994; 8 (2): 59–66.

Murphy DR (2): A Critical Look At Static Stretching: Are We Doing Our Patients Harm? Chiropractic Sports Medicine. 1991; 5 (3): 67–70.

Noonan TJ et al (1): Identification of a Threshold for Skeletal Muscle Injury. Am J Sports Medicine. 1994; 22 (2): 257–261.

Noonan TJ et al (2): Injuries at the Myotendinus Junction. Clinical Considerations Tendinitis. (2) 1992; 11(4): 783–806.

Norris CM: Spinal Stabilisation. 4. Muscle Imbalance and the Low Back. Physiotherapy. 1995; 81 (3): 127–138.

Osternig LR et al: Differential responses to proprioceptive neuromuscular facilitation (PNF) stretch techniques. Medicine and Science in Sports and Exercises. 1990; 22 (1): 106–111.

Preibsch M, Reichardt H: Schongymnastik. München: BLV; 1989.

Raab C, Friedmann R, Marriott JL, Molnar M, Winick M: Der elastische Körper. Amsterdam: Time-Life; 1990.

Reichhardt H: Das ist Schongymnastik. München: BLV; 1993.

Reuter I, Engelhard M, Freiwald J: Steuerung der Muskulatur durch sensorische Rückmeldung. TW Sport + Medizin. 1994; 6 (3): 181–184.

Rodenburg JB et al: Warm-up, Stretching and Massage Diminish Harmfull Effects of Eccentric Exercise. Int J Sports Med. 1994; 15: 414–419.

Röthig P, Grössing S: Kursbuch 1. Sportbiologie. Limpert; 1980.

Saal JS: Flexibility Training. Physical Medicine and Rehabilitation. 1987; 1 (4): 537–555.

Sady SP, Wortman M, Blanke D: Flexibility Training: Ballistic, Static or Proprioceptive Neuromuscular Facilitation. Arch. Phys. Med. Rehabil. 1982; 63: 261–263.

Safran MR et al (1): The role of warm-up in muscular injury prevention. Am J Sports Medicine. 1988; 16 (2): 123–129.

Safran MR et al (2): Warm-up and Muscular Injury Prevention. Sports Medicine. 1989; 8 (4): 239–249.

Schnabel G (Hrsg.): Trainingswissenschaft: Leistung – Training – Wettkampf. Berlin: Sportverlag; 1997.

Schneider W, Spring H, Tritschler T: Beweglichkeit. Stuttgart: Thieme; 1989.

Schultz W, Stinus H, Hess T, Bieder D: Muskuläre Dysbalancen und ihre Bedeutung für den Leistungs- und Freizeitsport. Praktische Sporttraumatologie und Sportmedizin. 1992; 1: 14–21.

Shellock FG et al: Warming-up and Stretching for Improved Physical Performance and Prevention of Sports-Related Injuries. Sports Medicine 1985; 2: 267–278.

Silbernagel S, Despopoulos A: Taschenatlas der Physiologie. Stuttgart: Thieme; 1983.

Silver RL, Garza J, Rang M: The Myth of Muscle Balance. J Bone Joint Surgery. 1985; 67-B (5): 432–437.

Smith CA (1): The warm-up procedure: To Stretch or not to Stretch? A brief Review. JOSPT. 1994; 19 (1): 12–17.

Smith LL et al. (2): The Effects of Static and Ballistic Stretching on Delayed Onset Muscle Soreness and Creatin Kinease. Research Quarterly for Exercise and Sport. 1993; 64 (1): 103–107.

Sölveborn SA: Das Buch vom Stretching. München: Mosaik; 1983.

Sommer C: Wer richtig stretcht, läuft länger. Untersuchung über Muskelverkürzungen bei Läufern. Läufer. 1990; 7 (6): 40–42.

Spring H et al (1): Mobility. Stuttgart: Thieme; 1992.

Spring H et al (2): Dehn- und Kräftigungsgymnastik. Stuttgart: Thieme; 1986.

Stanish WD et al (1): The Use of Flexebility Exercises in Preventing and Treating Sports Injuries. In: Protective Role of Training and Conditioning: 731–745.

Stanish WD, Hubley-Kozey C (2): Can stretching prevent athletic injuries? J Musculoskeletal Medicine. 1990; 3: 21–31.

Sternad D: Richtig Stretching. München: BLV; 1987.

Sullivan MK, Dejula JJ, Worell TW: Effect of pelvic position and stretching method on hamstring muscle flexibility. Medicine and Science in Sports and Exercises. 1992; 24 (12): 1383–1389.

Tanigawa MC: Comparison of the holdrelax procedure and passive mobilization on increasing muscle length. Physical Therapy. 1972; 52: 725–735.

Taylor DC et al: Experimental Muscle Strain Injury. Am J Sports Medicine. 1993; 21 (2): 190–194.

Ullrich K, Gollhofer A: Physiologische Aspekte und Effektivität unterschiedlicher Dehntechniken. Deutsche Zeitschrift für Sportmedizin. 1994; 45 (9): 336–345.

Viol M (1): Muskelfunktionsdiagnostische Untersuchungen zur Objektivierung morphofunktioneller Asymmetrien am Kniestreckapparat bei Spielsportlern. Med Sport. 1990; 30: 105–108.

Viol M (2): Zum Einfluss der Durchblutung auf den Muskeltonus. Med Sport. 1988; 28: 22–25.

Vujnovich AL et al: The Effect of Therapeutic Muscle Stretch on Neural Processing. JOSPT. 1994; 20 (3): 145–153.

Wallin D et al: Improvement of muscle flexibility. Am J Sports Medicine. 1985; 13 (4): 263–268.

Weineck J (1): Optimales Training. Erlangen: perimed; 1994.

Weineck J (2): Sportbiologie. Erlangen: perimed; 1986.

Wiemann K (1): Beeinflussung muskulärer Parameter durch ein zehnwöchiges Dehnungstraining. Sportwissenschaft. 1991; 21 (3): 295–306.

Wiemann K (2): Beeinflussung muskulärer Parameter durch unterschiedliche Dehnverfahren. In: Hoster M, Nepper HU (Hrsg.): Dehnen und Mobilisieren. Waldenburg: Krankengymnastikschule Waldenburg; 1993: 40–71.

Wiemann K (3): Die ischiocuralen Muskeln beim Sprint. Die Lehre der Leichtathletik. 1989; 27: 783–786 und 28: 816–818.

Wiemann K (4): Stretching, Grundlagen, Möglichkeiten und Grenzen. Sportunterricht. 1993; 3/42: 91–106.

Wiemann K (5): Verhindert statisches Dehnen das Auftreten von Muskelkater nach exzentrischem Training? Deutsche Zeitschrift für Sportmedizin. 1995; 46 (9): 411–421.

Wiemann K, Klee A, Startmann A (6): Filamentäre Quellen der Muskel-Ruhespannung und die Behandlung muskulärer Dysbalancen. Deutsche Zeitschrift für Sportmedizin. 1998; 49 (4): 111–118.

Wiemann K, Klee A (7): Die Bedeutung von Dehnen und Stretching in der Aufwärmphase vor Höchstleistungen. Leistungssport. 2000; 4: 5–9.

Wilkinson A: Stretching the Truth. A Review of the Literature on muscle stretching. Australian Physiotherapy. 1992; 38 (4): 283–287.

Wittekopf G, Schober H, Kraft W: Zur Diagnostik von Beanspruchung und Wiederherstellung des neuromuskulären Systems am Beispiel der M. quadriceps femoris. Med Sport. 1991; 31 (6): 142–144.

Worell TW et al: Effect of Hamstring Stretching on Hamstring Muscle Performance. JOSPT. 1994; 20 (3): 154–159.

Wydra G, Bös K, Karisch G: Zur Effektivität verschiedener Dehntechniken. Deutsche Zeitschrift für Sportmedizin. 1991; 42 (9): 386–400.

Zehr EP, Sale DG: Ballistic Movement: Muscle Activation and Neuromuscular Adaptation. Can J Appl Physiol. 1994; 19 (4): 363–378.

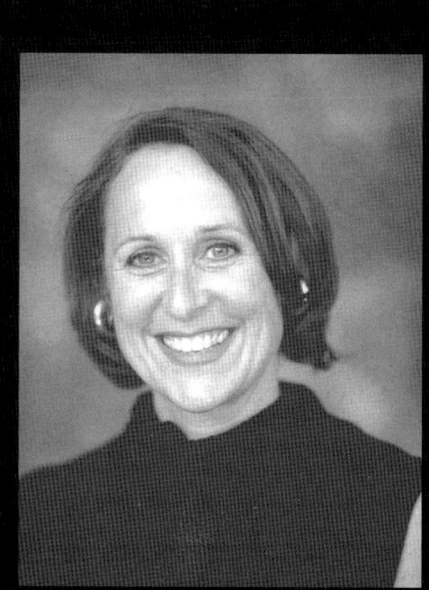

star education –
wo Ausbildung
Freude macht
und
Karin Albrecht
persönlich
unterrichtet.

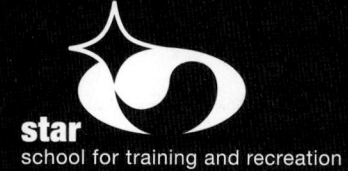

star
school for training and recreation

Haltung bewahren!

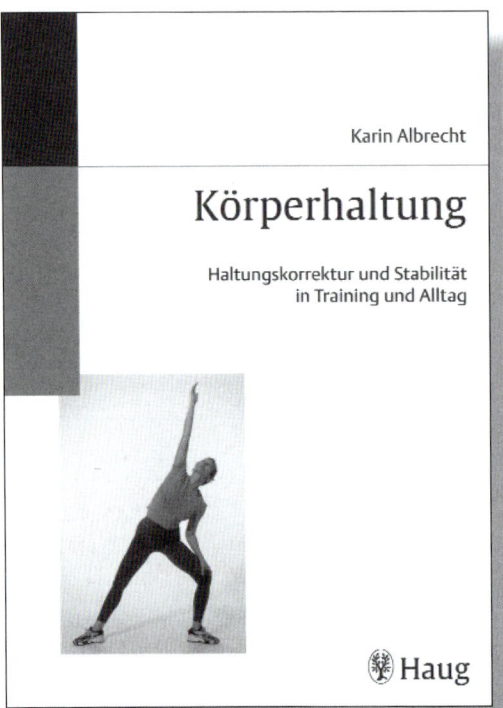

Karin Albrecht

Körperhaltung

Haltungskorrektur und Stabilität
in Training und Alltag

Haug

Von der international anerkannten Expertin

europa Park. (handwritten)

K. Albrecht
Körperhaltung
Haltungskorrektur und Stabilität
in Training und Alltag
2002, 169 S., 384 Abb., kt.
€ [D] 29,95
ISBN 3-8304-7137-8

Praxisorientiertes Buch zum Thema Körperhaltung und Stabilität für Trainingsberufe und Physiotherapeuten.

Die Entwicklung der Körperhaltung und die Einflüsse auf natürliche Haltungsformen bilden die Basis dieses Buches. Es folgt eine Beschreibung der Körperhaltung als Grundlage für jedes Training. Analysiert und typisiert werden die aufrechte aktive Haltung und die üblichen Fehlhaltungen. Hinterfragt wird zusätzlich, ob Abweichungen dieser typischen Fehlhaltungen durch Training korrigiert werden können bzw. eine ärztliche oder physiotherapeutische Behandlung geraten ist.

Zahlreiche Abbildungen und konkrete Übungen machen dieses Buch zu einem wertvollen Nachschlagewerk in Theorie und Praxis.

Preisänderungen und Irrtum vorbehalten (Stand: 08/05).

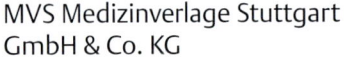
MVS Medizinverlage Stuttgart
GmbH & Co. KG

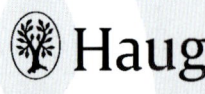
Haug